Abnehmen

beginnt im Kopf

Die Erfolgsformel:

Endlich schlank

Motivation, Durchhaltevermögen und
Selbstvertrauen

1.Auflage

Inhaltsverzeichnis

Vorwort 6

Meine Geschichte 7

Ziele 10

Ziele müssen SMART sein 10

Visualisieren 13

Maßnahmen setzen 14

Der perfekte Tag 16

Glaubenssätze 18

Herausforderungen und Hindernisse identifizieren 21

Motivation & Ausdauer 24

Schmerz & Leid 25

Was Eltern in Kindern sehen 27

3 Gründe, warum du nicht ins Handeln kommst 29

Gewohnheiten ändern 37

Wie entstehen Gewohnheiten? 37

Gewohnheiten ändern 38

Sicherheitssystem 43

Verzögerte Belohnung 45

Gedanken – Gefühle – Verhalten 49

Automatisierte Verhalten ändern 50

Fragetechnik 52

Alternative Belohnung & Ersatz 56

Entspannt abnehmen 63

Entstehung von Stress & Angst 63

Streiche das Wort „muss“ 67
Analyse innen & außen 69
Körperpunkte 71
Atemübung 73
Dankbarkeit 74
Was ist Glück? 76
Fantasiereise – Erfolgreich abnehmen (40 Minuten) 80
Selbstvertrauen gewinnen - Selbstzweifel besiegen 85
Was ist Selbstvertrauen? 86
Was ist Selbstbewusstsein? 86
Sind Selbstvertrauen und Selbstbewusstsein das gleiche? 87
Wie entstehen Selbstzweifel? 87
Setze & erreiche Ziele 88
Mache Erfolge sichtbar 90
Finde das Positive an deinen Schwächen 91
Putze dich heraus 93
Gewinne gedanklich 94
Glaubenssätze etablieren 95
Setze ein Gewinner-Lächeln auf 97
Versetze dich in eine andere Person 98
Nimm Versagen die Bedeutung 99
Übe dich im Fehlermachen 100
Mut & Ängste besiegen 101
Liebesbrief 102

Vorwort

Abnehmen – wir wissen alle, was wir dafür tun müssen. Trotzdem schaffen es nur die wenigsten.

Abzunehmen klingt in der Theorie nicht schwer – weniger essen, mehr bewegen.

Warum fällt es uns dann aber so schwer?

Warum fällt es uns schwer, die nötigen Schritte durchzuziehen, abzunehmen und das Gewicht zu halten? Warum fällt es uns so schwer, die nötigen Veränderungen vorzunehmen, das Essverhalten zu ändern und schlank zu werden?

Essen ist so viel mehr als nur Nahrungsaufnahme. Essen bietet Trost, lenkt uns ab, schüttet Glückshormone in unserem Körper aus. Essen ist Ablenkung vor negativen Gedanken, Einsamkeit und Ängsten. Essen ist jedoch auch Leben, Energie und ein nicht wegzudenkender Bestandteil unseres Lebens.

Alkoholiker können ihre Droge aus ihrem Leben verbannen. Essen können wir jedoch nicht verbannen.

Wir müssen uns immer wieder mit unserer „Sucht“, unserem Trostpflaster, unserem Energielieferanten und Seelenstreichler auseinandersetzen.

Essen begegnet uns tagtäglich mehrmals. Unser Essverhalten wird so oft wiederholt, dass es zu einer festgefahrenen Gewohnheit wird, zu einem automatisierten Verhalten. Um Gewohnheiten zu ändern, bedarf es einer Menge an Willensstärke, Kraft, Motivation, Geduld, Ausdauer und Selbstvertrauen.

Abnehmen beginnt im Kopf. Der Schalter muss umgelegt werden.

Wir brauchen eine starke Motivation, müssen ein Ziel definieren, Maßnahmen setzen, uns mit möglichen Hindernissen auseinandersetzen. Wir müssen die dahinterliegenden Emotionen und Auslöser für den Griff in den Kühlschrank erkunden und verstehen, um die dahinterliegenden Bedürfnisse zu entdecken. Wir müssen alternative Belohnungen für uns finden, neue Quellen für Freude und Entspannung finden. Wir müssen Selbstvertrauen entwickeln, um an uns zu glauben und unser Wunschgewicht zu erreichen.

Meine Geschichte

„Ich mag keine Süßigkeiten"

„Ich mag keine Süßigkeiten", sagte ich zu Beginn der Volksschule, als ich in die neue Klasse kam und mich vorstellen musste. Das war eine Lüge – ich liebte Süßigkeiten. Jedoch war ich etwas molliger und wollte aufgrund meines Gewichts nicht ausgelacht werden. Noch weniger wollte ich, dass ich mehr Süßes geschenkt bekomme und noch dicker werde. Ich liebte Essen.

„Ich wollte nicht ausgelacht werden"

Ich war stets etwas fester, auch meine Familienmitglieder hatten zumeist etwas mehr auf den Hüften. Meine Tante wog 150 kg, meine Mutter war auch recht kurvig. Keine Frau in meiner Familie war schlank, das lag am Essverhalten sowie an mangelnder Bewegung.

„Ich wusste, dass ich zu dick war"

Als ich in die Pubertät kam, nahm ich weiter zu. Einerseits, weil meine Eltern wenig zuhause waren, ich nach der Schule hungrig war und zu Schokolade griff, andererseits, weil ich einfach viel aus Langeweile aß. Mein Verhalten ging so weit, dass meine Eltern irgendwann eingriffen und mir meinen gesamten Süßigkeitenvorrat wegnahmen.

„Nach der Schule aß ich oft einen ganzen Schoko-Nikolaus"

Meine prallgefüllte Vorratslade war leer – und ich stinksauer. Ich wusste, dass ich zu dick war, aber ich liebte Essen. Wenn ich alleine war, aß ich. Wenn ich Stress hatte, aß ich. Wenn mir langweilig war, aß ich. Ich wusste, dass ich zu dick war. Ich wusste, dass ich zu viel aß. Immer holte ich mir eine zweite Portion, um mich vor den Hausübungen und der Schule zu drücken, um meine Einsamkeit wegzuessen und um mich gut zu fühlen. Aber es fühlte sich nur für kurze Zeit gut an, danach fühlte ich mich oft schlecht, schimpfte mich selbst und verlor immer mehr den Glauben an mich selbst und eine schlanke Sabrina.

Meine Eltern meinten es gut, als sie mir ins Gewissen redeten und bloß noch Gesundes im Kühlschrank für mich hinterlegten. Sie selbst waren aber auch nicht schlank; sie lebten mir eine Lüge vor. Von meinem Taschengeld kaufte ich mir häufig ein Eis bei McDonald's, im Kino die extra große Tüte Popcorn und im Café liebte ich meinen Latte mit einem Stück Torte.

„Auf dem Schulflur riefen sie mir „fette Sau" hinterher"

In der Schule begannen sie mich zu hänseln – für die Kurven, die ich bekam und für die schnell fettenden Haare. Ich fühlte mich hässlich, dick und gänzlich falsch.

Es tat weh, dass ich wegen meines Aussehens, der Form meines Körpers angegriffen wurde. Ich weinte sehr viel, zog mich immer mehr zurück, faste dann aber letztendlich den Entschluss, abzunehmen. Es war eine schmerzhafte Zeit gewesen, aber auch eine Zeit, die mir die Motivation lieferte, etwas an meinem Essverhalten zu ändern. Denn Abnehmen beginnt im Kopf. Die Motivation muss stark genug sein.

„Es hat Klick gemacht – das war die nötige Motivation, die ich gebraucht hatte"

Ich beschloss, schlank zu werden, schlank zu sein, mich wie ein schlanker Mensch zu verhalten. Es waren Kleinigkeiten, die ich zunächst änderte, mir sehr schwerfielen, jedoch auch Ergebnisse zeigten. Statt des täglichen Kakaos war es in der Schule nun ein Päckchen Milch. In der Jausenpause knabberte ich Karotten anstatt des Salamibrots. Nach der Schule gab es nichts Süßes, sondern etwas Nahrhaftes.

„Die Kilos purzelten"

Ich fuhr jeden Tag mit dem Rad in die Schule, ging abends spazieren und trank viel Wasser. Ich begann mit dem Laufen. Zuerst schaffte ich nur 20 Minuten. Ich steigerte mich auf 40 Minuten und schaffte irgendwann mühelos 6 km. Dies entwickelte sich zur festen Routine.

„Mit jedem Kilogramm weniger wurde ich selbstbewusster, stärker und motivierter"

Ich kochte mir jeden Tag nach der Schule selbst mein Essen, fand leckere, gesunde Rezepte und liebte meine Lernpausen am Herd. Auch meine Vorliebe für Süßes konnte ich durch gesunde, süße Rezepte stillen. Ich wusste nun, wie abnehmen funktioniert. Ich wusste, was ich zu tun hatte, glaubte an mich und hielt durch. Mein Selbstvertrauen stieg rapide an.

„Ich wusste nun, dass ich alles, was ich mir in den Kopf setze, erreichen konnte, wenn ich wollte"

Als ich mein Wunschgewicht erreicht hatte, wollte ich es natürlich halten. Ich mochte mein neues Gewicht, meinen neuen Lebensstil. Ich wurde im Sport besser, kochte weiterhin täglich, entdeckte weitere gesunde Rezepte und hatte nicht das Gefühl, auf etwas verzichten zu müssen.

„Bis heute halte ich mein Wohlfühlgewicht mit Leichtigkeit"

Ich habe heutzutage wieder ein paar Kilogramm mehr, was aber daran liegt, dass ich mit Kraftsport angefangen habe, um meine Knie zu schonen, bin aber immer noch sehr zufrieden mit mir und meinem Körper. Ich halte mein Gewicht mit Leichtigkeit, steige vielleicht 2-mal im Jahr auf die Waage und führe ein glückliches Leben. Ich fühle mich wohl in meinem Körper, bin selbstbewusst und stark geworden.

Ziele

Wenn du eine Flugreise im Internet buchen möchtest, welche Fragen werden dir gestellt? WOHIN du möchtest (dein Ziel), VON WO du wegfliegen möchtest (dein Startpunkt).

Ein Ziel motiviert dich. Ein Ziel gibt dir den Weg vor. Ein Ziel lässt dich deine Fortschritte besser erkennen und dich die wohlige Genugtuung fühlen, wenn du diesem näherkommst und es schließlich erreichst. Du musst dein Ziel – dein Wunschgewicht – klar definieren und benennen (trau dich!). Denn nur dann erkennst du deine Fortschritte, bekommst dadurch Selbstvertrauen und feierst ein Erfolgserlebnis, wenn du es erreichst.

Der erste Schritt beim Abnehmen ist es, ein Ziel zu formulieren, um im Anschluss entsprechende Maßnahmen setzen zu können.

Welche(s) Ziel(e) möchte ich erreichen?

____

____

____

____

Ziele müssen SMART sein

Ziele müssen SMART sein:

- spezifisch (klar verständlich und eindeutig)
- messbar (wann habe ich es erreicht)
- attraktiv (erstrebenswert)
- realistisch (möglich zu erreichen)
- terminiert (Ort, Zeit, Dauer)

Beispiele:

Ich möchte abnehmen – nicht messbar, nicht spezifisch, nicht terminiert.

Ich möchte schöner sein – nicht messbar, nicht spezifisch, nicht terminiert.

Ich möchte schlank sein – nicht messbar, nicht spezifisch, nicht terminiert.

Ich möchte 1 x die Woche für 30 Minuten laufen gehen – Das Ergebnis ist messbar, terminiert, attraktiv, realistisch und spezifisch.

Ich möchte bis zum 30.06. 10 Kilogramm abnehmen – spezifisch, messbar, terminiert, attraktiv, realistisch

Ich möchte im Monat 2 Kilogramm verlieren – spezifisch, messbar, terminiert, attraktiv, realistisch

Gehe deine oben genannten Ziele nochmals durch. Sind sie spezifisch genug? Sind sie messbar? Sind sie wünschenswert? Sind sie realistisch? Sind sie terminisiert?

Formuliere dein(e) Ziel(e) nochmals neu. Denke daran, sie sollen SMART sein – spezifisch, messbar, attraktiv, realistisch und terminiert.

____

____

____

Bin ich diesem Ziel im letzten Jahr nähergekommen?

____

____

Wie viel Energie wende ich auf, um diese Ziele zu erreichen?

____

____

Sollte es mehr oder weniger Energie sein? Warum?

____

____

Was muss ich für eine Veränderung mitbringen?

____

____

____

Welchen Vorteil bringt es mir, dieses Ziel zu erreichen?

____

____

Wie fühle ich mich, wenn ich dieses Ziel erreiche?

____

____

Visualisieren

Es ist leicht, sich Ziele zu setzen, die notwendigen Schritte dafür einzuleiten allerdings nicht. Vor allem dann nicht, wenn wir Gewohnheiten, etwa unser Ess- oder Sportverhalten, verändern müssen. Deshalb ist es wichtig, dass wir unser Ziel immer vor Augen haben. Wir müssen uns immer wieder daran erinnern, warum wir das tun – warum wir auf die Schokolade verzichten, warum wir uns früher aus dem Bett quälen, um Laufen zu gehen, warum wir mit Magenknurren Schlafen gehen – wir haben einen Grund dafür, wir wollen unser Ziel erreichen. *Du* möchtest dein Ziel erreichen. Dafür tust du was du tust, dafür änderst du deine Gewohnheiten und etablierst neue, auch, wenn es dir schwerfällt.
Wenn du die ersten Erfolge siehst, dich deinem Ziel näherst, wird deine Motivation steigen, wirst du dein neues, schlankes Verhalten lieben lernen und gerne tagtäglich umsetzen. Dein Glaube an dich selbst wird wachsen, dein Selbstbewusstsein erstarken, das Verlangen nach Essen wird weniger, die Kilos auf der Waage werden weniger und du wirst immer mehr lächeln.

Halte dir dein Ziel vor Augen; es ist der Grund, warum du nun anders als gewohnt agierst.

Beispiele:

- *Bastle dir eine Collage mit neuen, gesunden Gewohnheiten und Belohnungen, wenn du dein Abnehmziel erreicht hast.*
- *Hänge dir Bilder auf der Innenseite deines Kleiderschranks oder Kühlschranks auf, von Menschen, die dein Wunschgewicht bereits haben.*
- *Schreibe dir Post-its mit deinen neuen Gewohnheiten auf und verteile sie in deiner Wohnung oder am Arbeitsplatz.*
- *Richte dir einen neuen Bildschirmhintergrund auf deinem Computer und Mobiltelefon ein, das dich täglich an dein Ziel erinnert.*
- *Bastle dir einen Abnehmstrahl, auf dem du bei jedem verlorenen Kilo den Pfeil einen Schritt weiter nach vorne setzen kannst.*

Schaffe zahlreiche Möglichkeiten, die dich an dein Ziel erinnern, dies wird dir dabei helfen, durchzuhalten.

Maßnahmen setzen

Ein Ziel zu haben, ohne die nötigen Maßnahmen zur Erreichung definiert zu haben, lässt dich hilflos fühlen. Die Hilflosigkeit verschwindet, sobald du die genauen Schritte erarbeitet hast, die dich deinem Ziel näherbringen. Wenn du abnehmen möchtest, aber dir keine Gedanken machst, welche Maßnahmen du dafür setzen musst und diese aktiv einhältst, scheiterst du unweigerlich.

Die Vorgehensweise lautet wie folgt: Ziel/Problemstellung definieren, Aktivitätenplan erstellen, Aktivitäten umsetzen, Ergebnisse kontrollieren, anpassen, kontrollieren und anpassen.

Sobald du die Maßnahmen definiert hast, welche deine neuen Schlankheits-Aktivitäten beinhalten, musst du sie nur noch verfolgen und du weißt genau, sie bringen dich zu deinem Ziel. Sollte eine der Maßnahmen nicht mehr funktionieren, kannst du sie jederzeit anpassen, neu formulieren und umsetzen. So siehst du, was gut funktioniert, was noch angepasst werden muss und wie die Ergebnisse der einzelnen Aktivitäten aussehen.

Ich bin mir sicher, du weißt genau, was dich deinem Ziel näherbringt. Schreibe es auf, mache es verbindlich, plane deine Maßnahmen, die dich zu deinem Wunschgewicht bringen:

Welche Maßnahmen und Aktivitäten helfen mir, diesem Ziel näher zu kommen?

____

____

____

____

Wenn dir nur wenig einfällt, frage dich, was du einer Freundin raten würdest, wenn sie dich um Rat hinsichtlich des Abnehmens bitten würde. So hast du einen objektiven Blick von außen auf das Thema, der ganz neue Ideen zu Tage fördern wird.

Welche Tipps zum Abnehmen würde ich einer Freundin geben?

Ob es nun ein großes Glas Wasser vor jedem Essen ist, immer gesunde Snacks dabeizuhaben, nur gesunde Lebensmittel in den Einkaufswagen zu legen, im Restaurant Essen ohne Soße zu bestellen, auf Softdrinks zu verzichten, den Arbeitsweg mit Fahrrad oder zu Fuß zurücklegen, langsam zu essen, bei jeder Mahlzeit Gemüse einzubauen, sich bei Hunger mit schönen Dingen wie Musik abzulenken, einem entspannenden Bad, Sport … es gibt zahlreiche Tipps, die du einer Freundin geben könntest und die auch bei dir Wirkung zeigen.

Der perfekte Tag

Oft reicht es aus, einmal etwas geschafft zu haben, um das nötige Selbstvertrauen zu entwickeln. Eine sehr hilfreiche Übung, um Selbstvertrauen und Stärke zu gewinnen, ist „der perfekte Tag“. Hier gehst du dein Ziel nur 1-mal die Woche an, egal, ob nun im Sinne von Sport, gesunder Ernährung, Wellness, Putzen, etc. Ein Tag, an dem du deinen Essensplan konsequent einhältst, die Laufschuhe anziehst, nur frisch kochst, komplett vegan isst, die Meditation durchziehst, wirklich pünktlich aufstehst, dich den ganzen Tag nicht aufregst, alles ruhig und gelassen angehst und endlich das machst, was du dir schon so lange vorgenommen hast. Nur an einem Tag die Woche. Du musst dich nur diesem einen Tag dazu verpflichten, dein Vorhaben umzusetzen. Wenn du diesen erfolgreich meisterst, wirst du dich erfahrungsgemäß derart gut fühlen, dass du dich auf diesen einen Tag in der Woche sogar freust. Wenn du einen Tag wirklich nicht naschst, dich gesund ernährst, ausreichend Kalorien einsparst und das Training einhältst, wirst du so unglaublich stolz auf dich sein, dich gut fühlen, die Ergebnisse auf der Waage sehen und glauben, die nötige Willensstärke und innere Kraft besitzen, um dein Ziel zu erreichen. Wenn mit eigenen Augen gesehen und mit deinem Körper gefühlt hast, dass es möglich ist, zu schaffen, was du dir vorgenommen hast, kannst du diesen Kurs leichter beibehalten. Dann kannst du diesen perfekten Tag auch 2-mal die Woche einführen oder mehr, wenn du dich dazu bereit fühlst. Mit dieser „light“-Methode nimmst du dir den Druck und darfst dich hineinfühlen in das überwältigende Gefühl, es geschafft zu haben.

Welchen perfekten Tag möchte ich einführen? Was möchte ich zumindest an einem Tag in der Woche konsequent durchhalten?

____

____

____

____

____

____

Wie fühle ich mich am Ende meines perfekten Tages?

Wo fühle ich es? Was macht es mit meinem Körper und Geist?

Glaubenssätze

Glaubenssätze sind Sätze, die wir glauben. Sätze, die für uns die Welt erklären und unseren Glauben ausdrücken. Ob es Sätze sind wie „Ich war schon immer dick“, „Abnehmen ist schwer“, „Ich kann nicht schlank sein“, „Ich bin immer hungrig“, „Sport ist Mord“ oder „Ich kann nicht anders“.

Glaubenssätze begegnen uns in allen Bereichen des Lebens. Es handelt sich dabei schlichtweg um festgefahrene Meinungen, die wir erlernt haben und für uns absolute Gültigkeit erzielt haben, zumindest, bis wir ihnen aktiv entgegensteuern: „Menschen sind unehrlich“ – „Menschen machen das Leben lebenswert“, „Kinder sind lästig“ – „Kinder sind ein Gottesgeschenk“, „Das Leben ist unfair“ - „Das Leben ist voller Chancen“, „Fehler sind schlecht“ - „Fehler sind Lernchancen“. Wir haben festgefahrene, erlernte Glaubenssätze zu allen Themen, ob es Ernährung ist, die Lebensweise, Sauberkeit, Menschen, Schule, Kleidung – auch über uns. Wenn diese Glaubenssätze uns zurückhalten, uns nicht gut tun tun und nicht hilfreich für das eigene Selbstvertrauen sind, für das Ziel abzunehmen, dann ist es an der Zeit, sie zu ändern. Die richtigen Glaubenssätze über dich und das Leben machen dich selbstbewusst, motivieren dich, lassen dich ausdauernd und diszipliniert sein.

Wir können auch neue Glaubenssätze in unser Leben einbauen. Glaubenssätze, die uns helfen, das gewünschte Ziel zu erreichen. Glaubenssätze, die *dir* helfen, dein Wunschgewicht zu erreichen, an dich zu glauben und dich gut zu fühlen. So wie du alte Glaubenssätze verankerst hast, durch Erfahrungen und durch Wiederholung erlernt hast, so kannst du neue in dein Leben integrieren, indem du diese regelmäßig durchliest. Wenn du dir immer wieder dieselben Sätze durchliest, beginnst du sie zu glauben und zu fühlen.

Neue Glaubenssätze verankerst du, indem du dir zu deinen Herausforderungen und Zielen passende, neue Glaubenssätze notierst.

Affirmationen für das Abnehmen

Ich bin schlank.

Ich genieße jeden Bissen und esse stets achtsam.

Ich ernähre mich stets gesund, weil ich mich liebe.

Ich nehme für mich ab, weil ich mir etwas Gutes tun möchte.

Ich erreiche meine Ziele.

Jeden Tag nehme ich etwas mehr ab.

Die Waage ist mein Freund und zeigt mir, wie stark ich bin.

Abnehmen macht Spaß. Ich liebe es, mir zu beweisen, wie stark ich bin.

Ich bin stark und kann jederzeit „Nein“ sagen.

Essen hat für mich keine Bedeutung. Das Leben hat so viel mehr zu bieten.

Mein Kühlschrank ist voller leckerer, gesunder Lebensmittel.

Ich esse so lange, wie ich hungrig bin. Wenn ich keinen Hunger mehr habe, höre ich auf zu essen.

Ich frage mich stets, ob ich wirklich Hunger habe, oder ob ein anderes Gefühl dahinterliegt.

Ich schaffe alles, was ich mir in den Kopf setze.

Ich genieße die Komplimente anderer Menschen, die sehen, wie ich jeden Tag leichter werde.

Ich übernehme die Verantwortung für mein Leben und meine Entscheidungen.

Sport sorgt dafür, dass ich mich gut fühle. Ich bin nach jeder Sporteinheit glücklich.

Ich liebe Sport, weil es mir zeigt, dass ich jeden Tag stärker werde.

Ich liebe Herausforderungen und meistere diese mit Bravour.

Wichtig ist es, NICHT und KEIN nicht zu verwenden – diese Worte kann dein Gehirn nicht verarbeiten. Sollte ein Glaubenssatz lauten „Ich esse nicht schnell“ würde dein Gehirn den Satz „Ich esse schnell“ abspeichern, eine dementsprechend kontraproduktive Tatsache. Formuliere deine Glaubenssätze stets positiv und formuliere sie aktiv, so als wären sie Realität. Verwende daher keine Wörter wie z.B. mögen (Ich mag …), sollen (Ich soll …), werden (Ich werde …). Für den Start würde ich nicht zu viele Glaubenssätze auf einmal formulieren, starte mit 10 bis maximal 15 Sätzen, die nur beim Hören schon ein gutes Gefühl in dir auslösen.

Notiere nun deine neuen Glaubenssätze für dein gesundes, schlankes Leben:

____

____

____

____

____

____

____

____

____

____

____

____

____

____

Wenn du alternative, hilfreiche Gedanken gefunden hast, sage sie dir regelmäßig vor. Wenn du dich immer wieder mit diesen positiv formulierten Sätzen beschäftigst, werden sich diese manifestieren und in deinem Kopf festsetzen, bis sie automatisch in den herausfordernden Situationen hervorkommen, in denen du sie benötigst.

Mit einem Mal wird dir bei der nächsten Firmenfeier, wenn dir ein Stück Kuchen angeboten wird, der Glaubenssatz „Ich kann jederzeit „Nein“ sagen“ in den Sinn kommen. Wenn dir langweilig ist und du zum Kühlschrank gehen möchtest, denkst du plötzlich „Ich übernehme Verantwortung für meine Entscheidungen. Ich nehme ab, weil ich mich liebe“. Dann wählst du stattdessen den Weg zur Tür und gehst eine Runde spazieren. Wenn du etwas deprimiert auf der Couch sitzt, kommt dir vielleicht die Affirmation „Sport macht mich glücklich“ in den Kopf. Du nimmst deine Sporttasche, machst dich auf den Weg und fühlst dich glücklich und stark.

Glaubenssätze wirken ähnlich einer Suggestion; sie lassen dich Dinge neu bewerten, den Fokus umlenken – auf Gedanken, die dich selbstbewusst und stark fühlen lassen und dir helfen, das richtige Mindset zu entwickeln, um erfolgreich abzunehmen.

Herausforderungen und Hindernisse identifizieren

Eine Geburtstagsfeier mit süßen Cocktails und Geburtstagstorte, bei der man über die Stränge schlägt. Das ausgiebige Buffet im Urlaubsresort. Ein Stück Schokolade am Abend – und noch eins, noch eins, bis die ganze Tafel verputzt ist. Den Sport ausfallen lassen, weil man keine Lust hat.

Wir alle sind mal faul und inkonsequent. Wir sind menschlich und machen Fehler. Das ist normal und passiert uns allen. Wichtig ist es, dass du dich mit möglichen Rückschlägen, Hindernissen und Herausforderungen auseinandersetzt. So kannst du auch gleich vorab mögliche Probleme abfedern und Maßnahmen treffn, sollte etwas mal nicht klappen.

Welche Herausforderungen kommen auf mich zu? Was könnte schiefgehen?

Wie gehe ich damit um, wenn es schiefgeht?

Wie kann ich dies vermeiden und danach damit umgehen?

Wie fühle ich mich, wenn ich dieses Ziel nicht erreiche?

Welche Nachteile bringt es mit sich?

Warum kann ich mein Ziel erreichen?

Warum verdiene ich dieses Ziel?

Was muss ich aufgeben, um das Ziel zu erreichen?

Ich gehe es gernc auf, weil …

Motivation & Ausdauer

Keine Motivation ohne Ziel. Deshalb haben wir zuvor Ziele definiert. Denn ohne Ziel kein Antrieb, keine Kraft, keine Energie. Warum sollten wir uns anstrengen, wenn wir keinen Nutzen davon haben? Warum sollte ich die ganzen Möbel runter auf die Straße tragen, wenn wir nicht umziehen? Warum sollte ich meine Wand streichen, wenn sie doch strahlend weiß ist? Warum sollte ich mir einen Finger abschneiden, wenn ich ihn doch brauche? Warum sollte ich abnehmen wollen, wenn Schokolade doch jetzt im Moment so gut tun würde? Warum sollte ich mich beim Sport quälen, wenn ich gemütlich auf der Couch sitzen könnte? Warum sollte ich hungrig ins Bett gehen, wenn ich doch lieber das wohlig volle Gefühl im Magen hätte?

Absolut sinnbefreit, zumindest ohne klares, attraktives, terminiertes Ziel. Deshalb ist es auch nachvollziehbar und menschlich, hier nicht tätig zu werden und die Energiereserven besser einzuteilen. Kein Ziel, keine Motivation, keine Handlung.

Wenn dir ein Ziel wichtig ist und du eine ausreichend starke Motivation hast, dann wirst du zum Handeln kommen. Manchmal, wenn dir etwas wirklich wichtig ist, musst du dir selbst Druck erzeugen. Zum Beispiel ein Datum festlegen, bis wann du abgenommen haben möchtest, wieder in die alte Hose passen möchtest oder du die 10 km ohne Pause laufen kannst.

Du würdest natürlich die Möbel runtertragen, die Wände streichen und die nötige Energie aufwenden, wenn der Mietvertrag zu einem bestimmten Datum gekündigt wird. Du würdest abnehmen, wenn dein Arzt sagen würde, dass die Leberverfettung tödlich, dein Herzinfarktrisiko sehr hoch ist und du wahrscheinlich nur noch 10 Jahre zu leben hättest.

Du würdest vielleicht abnehmen, wenn du keine Stühle mehr findest, auf die du passt und die dein Gewicht tragen können. Du würdest abnehmen, um mit deinem Kind spielen zu können, ihm hinterherlaufen zu können, wenn es am Spielplatz wegläuft, um es vor der Straße und den fahrenden Autos zu retten.

Du würdest vielleicht abnehmen, um deinem Kind ein gutes Vorbild zu sein und ihm ein neues Essverhalten zu lernen, damit du ihm dein persönliches Leid ersparst. Du würdest abnehmen, wenn du bemerkst, dass ein Kind in Afrika sich von einer halben Schale Reis am Tag ernährt und dein Kühlschrank aus allen Nähten platzt. Du würdest abnehmen, wenn du 2 Tage im Wald campen würdest und kein Essen in der Nähe wäre.

Schmerz & Leid

Es gibt genau 2 Kategorien, in die wir unsere Motivation einteilen können: Der erste Motivator ist Schmerz, der andere ist Liebe (bzw. starke Freude). Du tust etwas nicht, weil du Angst davor hast und Schmerz vermeiden möchtest. Du tust etwas, weil du es liebst und starke Freude dabei empfindest. Dazwischen gibt es nichts. Sie sind die Grundlage für jede Entscheidung, die wir treffen und jede Handlung, die wir einleiten oder unterlassen.

Warum schieben wir Dinge auf? Verfallen in alte Gewohnheiten? Ziehen unser Vorhaben nicht durch? Wir verbinden mit dem Nichtstun weniger Leid und mit dem „Machen" größeren Schmerz. Erst, wenn das Leid des „Nicht-Machens" überwiegt und die Schmerzvermeidung nicht weiter als positiver und angenehmer wahrgenommen wird, handeln wir.

Schmerz und Leid sind der bessere Antrieb. Die Angst aufgrund von Übergewicht zu sterben. Leid, weil man auf der Straße beschimpft wird, weil man in keine Kleidung passt, weil man gewichtsbedingte Gelenksschmerzen hat, weil man zuhause jeden Tag weint, weil man sich selbst nicht schön findet und so nicht lieben kann. Leid motiviert, tut weh, trifft direkt ins Herz und lässt uns innerlich bluten. Das ist jedoch das Gefühl, das wir brauchen. Dieses Unwohlsein, sich schlecht zu fühlen, Angst zu haben, die Beklemmung in der Brust, die weit aufgerissenen Augen, die Tränen und der Hass – das bringt dich zum Handeln. Nimm diese negative Energie und verwandle sie in positive Energie, die du in die Umsetzung deiner Ziele investierst.

Auch wenn es hart klingt, du kannst den Motivationsfaktor „Leid“ selbst verstärken, indem du dich Situationen aussetzt, die deinen Schmerz so massiv steigern, dass du mehr Motivation zum Abnehmen hast. Zum Beispiel kannst einen Arbeitskollegen bitten, dich „fette Sau“ zu nennen, jedes Mal, wenn du zum Schokoriegel greifst. Du kannst dich bewusst beschimpfen lassen, dich bewerten lassen und die Kritik als leidvolle Motivation verwenden.

Du kannst dir selbst einen Brief schreiben, in dem du alles aufschreibst, was dich an dir stört. Du kannst zum Arzt gehen und dir Gründe zum Abnehmen liefern lassen, um deine Gesundheit zu schützen. Du kannst alle schmerzvollen Erlebnisse mit deinem Gewicht niederschreiben und dir nochmals vor Augen führen. Du kannst dich vor den Spiegel stellen und alle Körperteile, die du bemängelst, rot anmalen. Am besten sprichst du auch noch laut zu dir selbst und sagst dir deine Unzufriedenheit mitten ins Gesicht. Schmerz treibt an. Dieses unangenehme Gefühl wirst du vertreiben wollen und das schaffst du, indem du endlich an deinem Ziel arbeitest und tagtäglich die nötigen Schritte dafür setzt.

Welches Leid habe ich durch mein Gewicht?

____

____

____

____

Was haben Menschen schon zu mir gesagt? In welchen Situationen fühlte ich mich sehr unwohl?

____

____

____

____

____

Wie könnte ich das Leid und den Schmerz noch mehr erhöhen?

Was Eltern in Kindern sehen

Wir müssen uns selbst das Lob, die Liebe und Anerkennung unserer Kindheit geben. Wir müssen uns selbst lieben und schätzen – in jeder Situation, mit all unseren Stärken, aber auch Schwächen.

Sobald wir von zuhause ausziehen, müssen wir für uns selbst die Rolle eines Elternteils übernehmen. Nicht nur ein wertschätzender, liebevoller, aber auch ermahnender und tadelnder Umgang ist wichtig, sondern vor allem, sich nicht mit Liebesentzug zu bestrafen, sollte man einmal versagen. Wenn ein Kind hinfällt, traurig ist und weint, muss die Mutter kommen und es trösten. „Es wird schon gut werden", „Glaube an dich", „Halb so schlimm". Hier ist nicht der Moment gekommen, in dem das Elternteil zu schimpfen beginnt und sagt: „Das musst du besser machen! Ich habe mehr von dir erwartet. Du Versager! Nichts bekommst du auf die Reihe!"

Würdest du so mit deinem Kind sprechen?

Versagen ist menschlich. Fehler machen ist menschlich. Schließlich bist du ein Mensch, keine Maschine. Nicht perfekt, verletzlich, sterblich und einzigartig.

Sehr oft schleichen sich negative, bewertende und stark urteilende Gedanken in unseren Kopf. Wir machen uns selbst klein, kritisieren uns, beschimpfen uns sogar, weil wir nicht perfekt sind. Das muss aufhören – sofort! Denn welchen Nutzen bringt einem eine derartige Vorgehensweise? Keinen.

Wenn du dir schwertust, Ziele konsequent umzusetzen, sei gnädig mit dir. Egal, was du tust, sei immer liebevoll zu dir, wertschätzend, aber auch ehrlich. Pflege mit dir einen Umgang wie mit deinem eigenen Kind. Sei für dich selbst wie ein Elternteil, klopfe dir auf die Schulter und sag „Gut gemacht" und ermahne dich liebevoll, wenn etwas nicht gut war.

Eltern sehen in Kindern das, was sie sein können und nicht, was sie momentan sind.

Sollte es nicht von Anfang an funktionieren, mache weiter. Denn auch von einem Kind erwartest du nicht, dass es einmal aufsteht und dann läuft. Es muss nach dem ersten Versuch nicht fortan jeden Tag laufen. Wenn es einmal erfolgreich selbst den Brei löffelt, erwartest du nicht, dass es von nun an täglich klappen muss. Schon gar nicht tadelst du dein Kind für weiter Versuche, die fehlschlagen, oder?

Veränderungen erfordern Zeit, Geduld und Ausdauer. Keine Stadt wurde an einem Tag erbaut, keine Freundschaft entstand von heute auf morgen, und auch du darfst dir die Zeit nehmen, in die Rolle deiner Vorstellung reinzuwachsen. Wenn es dir wichtig genug ist, wirst du dranbleiben und die nötige Energie wird von dir kommen.

Deine Selbstgespräche, dein Lob sowie deine Kritik an dir selbst sind verantwortlich für deine Gefühle und somit für dein Verhalten.

„Wie blöd ich nur bin", „Ich bin ein Versager", „Ich werde niemals schlank und selbstbewusst sein" - Würdest du mit deinem Freund so sprechen? Mit deinem Kind? Würdest du jemand anderen als „fett" beschimpfen? Ihn Versager nennen? Was würde einer Freundin in dieser Situation gut tun? Was würdest du zu deinem Kind sagen, wenn es mal versagt? Würdest du ihm auch das Selbstvertrauen rauben wollen und das Selbstbewusstsein willentlich zerstören? Oder würdest du deinem Freund oder Kind gut zu reden, aufmuntern?

Die wenigsten würden sich erlauben diese Selbstgespräche laut zu äußern. Denn der Ton ist hart, rau und kaum jemand würde derlei laut zu einem Freund oder Kollegen sagen. Nein, aber mit uns können wir so sprechen.

Was würde ich in dieser Situation zu einem Freund/meinem Kind sagen?

____

____

____

____

Wie würde ich versuchen, meinen Freund/mein Kind aufzuheitern?

____

____

____

____

Was brauche ich in dieser Situation? Was tut mir gut?

____

____

____

Achte auf deine Selbstgespräche. Achte darauf, wie du mit dir sprichst. Sei aufmerksam, was du zu dir sagst, wenn dir etwas nicht gelingt. Sprich mit dir wie mit deinem eigenen Fleisch und Blut, deinem geliebten Kind. Und achte darauf, dich auch zu loben, wenn du herausragend warst und stolz bist.

3 Gründe, warum du nicht ins Handeln kommst

Warum kommen wir nicht voran? Warum erreichen wir unsere Ziele nicht? Was ist der Grund für den Stillstand?

Wenn du die 3 Gründe kennst, warum Menschen nicht zur Umsetzung kommen, warum Menschen scheitern und ihre Ziele nicht erreichen, wirst du einen realistischeren Blick auf dich, dein Vorhaben und deine Wünsche bekommen.

Du wirst verstehen, warum das Abnehmen noch nicht geklappt hat, was dich zurückgehalten hat und warum du nicht zur Umsetzung gekommen bist.

Denn mit dem nötigen Theoriewissen ausgestattet, können wir effizienter handeln, bewusster planen und besser sowie realistischer kalkulieren. Deshalb sind hier die 3 Gründe für den fehlenden Antrieb:

Mangelnder Glaube an die eigenen Fähigkeiten

In deinem Inneren glaubst du nicht daran, es schaffen zu können. Du glaubst nicht, dass du stark genug und diszipliniert genug bist, um abnehmen zu können. Das Vertrauen in dich selbst, an deine vorhandenen Fähigkeiten und Talente reicht nicht aus. Der Glaube zu versagen, ist größer als der Glaube an dich und deine Fähigkeiten.

Wenn du dir in deiner Vorstellung nicht das Wunschergebnis, dein Wunschgewicht, ausmalen kannst, wird es nicht Realität werden. Wenn du dir nicht vorstellen kannst, schlank zu sein, wirst du es nicht werden. Wenn du dir nicht vorstellen kannst, reich und erfolgreich zu werden, wirst du es nicht werden. Die Kernaussage ist: Dein Verstand ist dein wichtigstes Instrument. Deine Gedanken gestalten deine Gegenwart und deine Zukunft.

Nur weil du in der Vergangenheit die Erfahrung gemacht hast, dass deine Fähigkeiten nicht ausgereicht haben, heißt das nicht, das dies heute noch Gültigkeit besitzt. Auch heißt das nicht, dass dein Leben und dein Verhalten bereits fixiert und unveränderbar sind.

„Du warst doch immer dick. Du kannst nicht schlank sein" – Nur weil du schon länger mehr Gewicht mit dir herumträgst, heißt das nicht, dass du nicht die Macht und Fähigkeiten besitzt, das zu ändern. Auch Ansichten deiner Eltern oder Freunde, die sagen „Kannst du das überhaupt?" solltest du nicht zu deinen eigenen Gedanken machen. „Du warst nie der disziplinierte Typ", „Du hast doch nie die Diät durchgezogen". Wir müssen diese übernommenen Glaubenssätze sowie unbewusste Selbstgespräche erkennen, kritisch hinterfragen und dann entscheiden, ob diese nach wie vor stimmen, oder ob es an der Zeit ist, sie abzuändern.

Solange du die richtige Motivation hast, dein Ziel und die Hindernisse kennst und einen Plan parat hast, kannst du Berge versetzen. Glaube an dich – der Glaube an dich selbst ist das Erfolgsgeheimnis.

Wenn dies einer der Gründe ist, warum du nicht zum Handeln kommst, empfiehlt es sich, mit der Fragetechnik der „Kognitiven Umstrukturierung" zu arbeiten (siehe „Gedanken – Gefühle - Verhalten"), Glaubenssätzen auszuarbeiten (in diesem Kapitel „Ziele") sowie die Übungen zur Stärkung des Selbstvertrauens (siehe „Selbstvertrauen gewinnen").

Warum schaffe ich es abzunehmen?

____

____

____

Was habe ich bereits geschafft in meinem Leben?

____

____

____

____

____

____

Identitätskonflikt

Dein Vorhaben stimmt nicht mit dem Bild überein, das du von dir selbst hast. Die Person, die du darstellen möchtest, steht nicht im Einklang mit deiner Wertehaltung und deinen Lebensansichten. Weil dein gewünschtes Handeln nicht mit deinem Glauben übereinstimmt, funktioniert die Umsetzung nicht.

„Ich kann nicht schlank sein", „Ich bin nicht sportlich – Sport ist Mord", „Für Geld muss man hart arbeiten", „Ich muss mir meine Belohnung verdienen", „Menschen kann man nicht vertrauen", „Menschen sind unehrlich", „Wer rastet, der rostet", „Abnehmen heißt Verzichten", „Liebe tut weh", „Qualität ist teuer", „Ein Partner gehört zu einem glücklichen Leben"....

Zahlreiche gelernte Ansichten für universell wahrgehaltene Weisheiten über sich, andere und wie das Leben funktioniert. Und genau diese verhindern Fortschritt.

Mit der Einstellung, dass Geld hart erarbeitet werden muss, wird das Geld auch nur mit harter Arbeit zu verdienen sein. Wenn man glaubt, nicht entspannen zu können, weil der Erfolg dann ausbleibt, wird es auch so sein. Wer glaubt, nichts annehmen zu dürfen, wird sich immer selbst bestrafen, grundlos. Wer Liebe mit Schmerz assoziiert, wird immer den Fokus auf mögliches Leid haben und das vorrangig sehen und natürlich auch finden. Wenn du nicht glaubst, dass du jemals schlank sein kannst, stark genug bist, um abzunehmen und neue Gewohnheiten in dein Leben einzuführen, wirst du genau das auch nicht schaffen.

Werde dir darüber bewusst, was an deinen Zielen mit deinen Werten und Weltanschauung unstimmig ist, was daran Widerwillen auslöst, nicht zusammenpasst. Frage dich dann, ob dieser Konflikt aus einer persönlichen Erfahrung entstanden ist oder ob er durch dein Umfeld und dessen Ansichten, Einstellungen und Werte beeinflusst worden ist.

Gibt es einen Konflikt zwischen deinen Zielen und deiner Weltvorstellung?

____

____

Kannst du dir dein Ziel vorstellen? Kannst du dich als „neue“, schlanke Person sehen?

Falsche Motivation

Grund Nummer 3 ist der häufigste Grund, warum Menschen von etwas sprechen, jedoch nicht zum Tun kommen. Oft ist unser Antrieb extrinsisch, von außen bestimmt, und nicht intrinsisch, von innen bestimmt.

Wenn du etwas aus intrinsischer Motivation tust, dann tust du das aus Eigenantrieb, aufgrund deines inneren Willens. Ein gutes Beispiel für intrinsische Motivation (wird auch intrinsisches Verlangen genannt) sind Hobbys, weil du diesen gerne nachgehst. Du kannst für dich abnehmen, für deine Gesundheit, um dir selbst etwas zu beweisen.

Extrinsische Motivationsquellen können z.B. der Wunsch nach Belohnung (Bezahlung der Arbeit, Ansehen, Prestige) oder das Vermeiden einer Bestrafung (schlechtes Prüfungsergebnis) sein. Wenn du abnehmen möchtest, damit du als schön wahrgenommen wirst, um gesellschaftlich akzeptierter zu sein, den Models auf Plakaten und Social Media zu ähneln und um in die neue, modische Kleidung zu passen, dann ist das extrinsische Motivation. Du tust das für andere, nicht für dich selbst.

Im Unterschied zur intrinsischen Motivation werden Aufgaben also nicht um ihrer selbst willen oder aus eigenem Antrieb durchgeführt, sondern in der Aussicht auf Geld, Anerkennung oder der Vermeidung von Strafe (z. B. Auslachen oder Beschimpfung wegen des Gewichts). Der extrinsische Antrieb lässt jedoch schnell nach, kommt nur zum Vorschein, wenn andere bei dir sind- wenn es einen akuten Auslöser gibt. Hierbei wird die Energie schnell sinken.

Nur weil extrinsische Motivation nicht langfristig funktioniert, bedeutet das nicht, dass beide Motivationsarten nicht parallel bestehen können. Wenn du abnehmen möchtest, hast du sowohl intrinsische Motivatoren (bessere Blutwerte, längeres Leben, kein Schnaufen mehr beim Treppensteigen, schöne Kleidung und Bikinis kaufen, essen genießen können, sich selbst etwas beweisen zu wollen, sich selbst zu lieben und aufgrund der eigenen Gesundheit abzunehmen …) aber auch extrinsische Motivatoren (du bekommst Komplimente, wirst auf Dates eingeladen, bekommst Likes, aussehen zu wollen wie ein Model, liebenswert und begehrenswert zu sein, genauso gut in einem Bikini auszusehen wie die hübsche Nachbarin, um Komplimente zu bekommen und dein Selbstwert so zu steigern, um anderen besser zu gefallen …).

Stell dir vor, du arbeitest an einem Umweltprojekt, weil dir die Umwelt und unser Planet am Herzen liegt (intrinsische Motivation). Wenn du das Projekt erfolgreich umsetzt, erhalten du und dein Team eine Belohnung vom Projektsponsor (extrinsische Motivation). In diesem Beispiel funktionieren beide Ansätze parallel.

Der Korrumpierungseffekt würde bei diesem Beispiel zutreffen, wenn die Belohnung vom Sponsor so hoch ist, dass sie deine innere Motivation in den Schatten stellt. Dann würde die intrinsische Motivation verschwinden und dadurch auch dein Hauptmotivationsfaktor, der dir die nötige Ausdauer, Beständigkeit, Disziplin und Stärke zur Verfügung stellt. Bei dem Abnehmbeispiel wäre der Korrumpierungseffekt ersichtlich, wenn du beginnen würdest, mit deinem neuen Aussehen Geld zu verdienen, dann würde die persönliche, intrinsische Motivation verschwunden.

Glaubst du, dass du nun den Unterschied bei deiner Motivation erkennen würdest? Hast du eine Vorstellung, welcher Antrieb bei dir vorrangig ist? Lass uns eine Übung machen, damit du selbst feststellen kannst, ob du die Motivation hinter der Handlung erkennst. Markiere die intrinsische Motivation mit I und extrinsisch mit E:

1. Du hilfst anderen, weil du auf das Lob von Freunden und Familie hoffst.
2. Du lernst, weil du eine gute Note möchtest.
3. Du gehst ins Fitnessstudio, weil du abnehmen und weniger auffallen möchtest.
4. Du kaufst Sachen im Schlussverkauf, weil sie reduziert sind.
5. Du bleibst zuhause, weil dir dein Arzt Ruhe zur Genesung verordnet.
6. Du besuchst neue Orte, weil du die Bilder auf Instagram posten willst.
7. Du kaufst ein neues Auto, weil es schöner aussieht als das alte.
8. Du putzt deine Wohnung, weil du dich dadurch ordentlicher fühlst.
9. Du führst Argumentationen, weil du sie intellektuell anregend findest.
10. Du meditierst, weil du Stress abbauen möchtest.
11. Du treibst Sport, weil du dich lebendig fühlen willst.
12. Du bleibst länger bei der Arbeit, weil du deine Arbeit als sinnvoll erachtest.
13. Du lernst, weil du neugierig auf die Themen bist.

War es leicht den Unterschied zu erkennen? Nun zur Auflösung: Eins bis sieben sind extrinsische Motivatoren, acht bis dreizehn intrinsische. Mit dieser Übung solltest du ein Bewusstsein für den Unterschied von innerem und äußerem Antrieb bekommen haben.

Es ist gut, wenn intrinsische Motivation von extrinsischer Motivation unterstützt wird, aber der Erfolgsfaktor ist immer die Motivation aus einem selbst heraus, die intrinsische Motivation.

Welche intrinsischen Motivationsfaktoren helfen mir/habe ich beim Abnehmen?

Welche extrinsischen Motivationsfaktoren habe ich beim Abnehmen?

Hast du mehr ex- oder intrinsisch motivierte Aktivitäten gefunden? Was fiel dir leichter? Leider sind die Gründe für unser Handeln öfter extrinsisch als intrinsisch, vor allem auch beim Thema Abnehmen. Konzentriere dich auf die Motivatoren aus deinem Inneren heraus, tu es für dich, nicht für andere. Zeige dir, dass du es für dich tust, weil du dich liebst, weil du dich magst, weil du an dich glaubst und das beste Leben für dich haben möchtest. Dann wirst du auch durchhalten.

Gewohnheiten ändern

Woher kommen diese erlernten Verhaltensmuster? Wie können hinderliche Verhaltensmuster verlernt werden und durch neue positive, hilfreiche Handlungen ersetzt werden?

Gedanken werden zu Worten.

Deine Worte werden zu Taten.

Deine Taten bilden deine Gewohnheiten.

Deine Gewohnheiten formen deinen Charakter.

Dein Charakter wird zu deinem Schicksal.

Wie entstehen Gewohnheiten?

Gewohnheiten zu ändern ist schwer. Gewohnheiten entstehen aufgrund von Erfahrungen. Wir haben gelernt, dass eine Handlung ein gewünschtes Ergebnis bringt. Dieses Ergebnis und die gefühlte Belohnung wird dann wiederholt.

Ein großes Problem beim Ändern von Gewohnheiten ist, dass diese zum Großteil automatisch ablaufen. Gewohnheiten sind mentale Abkürzungen, die auf Erfahrungen beruhen. Sie sind erlernte Prozesse zur Problemlösung. Eine Entscheidung, die einst bewusst getroffen wurde, läuft nun automatisch ab. Das Gehirn ist immer darauf aus, Energie zu sparen; das schafft es mit Hilfe von Gewohnheiten.

Wie entstehen Gewohnheiten? Die Formel lautet: Auslöser – Verlangen – Reaktion – Belohnung

Der auslösende Reiz verursacht ein Verlangen. Dieses Verlangen leitet eine Handlung ein, auf die Handlung folgt eine Belohnung. Nur wenn alle 4 Schritte erfolgen, wird eine Handlung wiederholt und zu einer Gewohnheit. Fehlt die Belohnung oder ein Verlangen, dann wird diese Handlung nicht wiederholt.

Man sehnt sich nicht nach der Zigarette, sondern der Erleichterung. Eine Person möchte nicht den Fernseher einschalten, sondern Unterhaltung. Ein Mensch möchte nicht Zähne putzen, sondern das angenehme Gefühl von Sauberkeit. Die Belohnung ist der Grund für das Verhalten. Das Verlangen nach der Belohnung löst die Reaktion aus.

Gewohnheiten ändern

Um Gewohnheiten zu ändern, müssen wir den Fokus auf die Handlungen legen, nicht auf das Ziel. Klar ist ein Ziel wichtig, um motiviert zu sein und den Weg dorthin zu gestalten, aber es ist noch wichtiger, sich auf die Taten zu fokussieren, die dich auf diesem Weg halten. Deshalb haben wir Maßnahmen erstellt, die nötigen Schritte, um dem Ziel näher zu kommen.

Du musst nicht alle auf einmal umsetzen, es reicht jeden Tag 1 % besser zu werden, einmal mehr „Nein“ zur Schokolade zu sagen, einmal mehr „Ja“ zu Situationen zu sagen, die einen ängstigen, oder nur eine Wiederholung mehr bei der Übung im Fitnessstudio. Jeden Tag einmal mehr. Stück für Stück wachsen. Auch Rom wurde nicht an einem Tag erbaut.

Auch winzige Veränderungen sind bedeutsam

Jeden Tag 1 % mehr geben, besser werden, stärker sein als am Vortag. Glaub mir, du wirst schneller vorankommen als gedacht. Denn Wachstum ist exponentiell. Das bedeutet, dass du dich steigerst, danach kurzfristig stagnierst, ein sogenanntes Plateau erreichst, und dann schlagartig große Veränderungen erkennen wirst. Plötzlich bist du 10 % besser, obwohl du nur 1 % mehr gegeben hast. 1 % Abweichung bei einem Flugzeug auf der Flugbahn lässt dieses auf einem anderen Kontinent landen. Ein Prozent Veränderung reicht aus, um dich zu verändern.

Stolz verändert nachhaltig

Unsere Gefühle verleiten uns zu Handlungen. Deshalb ist es wichtig, die richtigen zu erzeugen, um Gewohnheiten zu ändern, sich gut zu fühlen und die gewünschte Belohnung abzuholen.

Das Gefühl, das dich bestärkt, eine neue Verhaltensweise durchzuhalten, ist Stolz. Stolz zu sein, wenn die ersten Ergebnisse sichtbar sind. Stolz zu sein auf die schönen Nägel, sodass sie nun kein weiteres Mal abgekaut werden. Stolz zu sein auf die verlorenen Kilos, sodass man die neue Gewohnheit weiter beibehalten möchte. Stolz zu sein, weil man etwas gewagt hat und nun dieses Gefühl von Zufriedenheit und Stärke wiederholen möchte. Wenn du stolz auf deine Haare bist, wirst nie vergessen, sie zu pflegen. Wenn du stolz auf deine Zähne bist, wirst du diese immer fleißig putzen. Wenn du stolz auf deinen Mut bist, wirst du diesen stets hervorholen können, in jeder herausfordernden Situation.

Gewohnheiten erschaffen die Persönlichkeit

Um Gewohnheiten zu ändern, müssen wir unsere Handlungen wiederholen, bis sich unsere Persönlichkeit entsprechend ändert. Unsere Persönlichkeit ändert sich mit unserem Verhalten. Unsere Taten repräsentieren unsere Persönlichkeit, unsere Werte, unseren Glauben.

„Ich bin schlank" erfordert Gewohnheiten von schlanken Menschen zu etablieren, zum Beispiel viel frisch zu kochen und Sport zu betreiben. Eine sportliche Persönlichkeit ist stolz auf den von Fitness geformten Körper, würde sagen „Ich bin ein Sportler, ich bin sportlich" und verfolgt deshalb gerne die dazu passenden Handlungen.

Nicht das formulierte Ziel ist die Endstation, sondern die veränderte Persönlichkeit durch neue, wiederholte Handlungen.

Ziel ist es nicht, mehr zu lesen, sondern Leser zu werden. Ziel ist es nicht, abzunehmen, sondern eine schlanke Person zu werden. Ziel ist es nicht, langsamer zu essen, sondern ein Genussmensch zu werden. Ziel ist es nicht, einen Marathon zu laufen, sondern Läufer zu werden. Ziel ist es nicht, mit dem Rauchen aufzuhören, sondern Nicht-Raucher zu werden. Deine Gewohnheiten machen dich zu dem Menschen, der du heute bist und zu dem Menschen, der du morgen sein kannst.

Die Gewohnheiten sind die Verkörperung der Identität. Wenn jemand jeden Tag etwas schreibt, verkörpert dieser Mensch einen Schriftsteller. Jemand, der jeden Tag sein Bett macht und die Wohnung putzt, verkörpert eine ordentliche Person. Jemand, der jeden Tag Sport macht, verkörpert einen Sportler. Jemand, der sein Essen langsam isst und jeden Bissen genießt, verkörpert einen Genussmenschen. Jemand, der jeden Tag in die Kirche geht, verkörpert einen religiösen Menschen.

Je häufiger ein Verhalten wiederholt wird, umso stärker wird der Glaube an die neue Identität. Die Identität ist also das wiederholte Tun. Die Taten sind messbar, beweisbar, liefern Ergebnisse und sind somit für einen selbst glaubhaft.

Identitätskonflikt

Wenn du eine bestimmte Identität nicht einnehmen kannst, liegt es oft an deinen negativen Gedanken. Wenn du dir einredest „Ich habe keinen Orientierungssinn“ wirst du kein Städtekenner werden. „Abnehmen ist schwer“, „Mathematik liegt mir nicht“, „Ich war immer dick“, „Ich war schon immer schüchtern“, „Lesen ist langweilig“, „Wer nicht fleißig arbeitet, der verdient auch nichts“ ...

Wenn man sich jahrelang etwas eingeredet hat, nimmt man es allzu gerne hin. Anderes wird abgelehnt, weil es „nicht zu einem passt“. Man würde sich ja widersprechen, wenn das neue Verhalten, die neue Identität, nicht mit dem vorherigen Glauben übereinstimmt.

Es ist bequem, an alten Glaubenssätzen festzuhalten sowie an alten Verhalten. Mehr als bequem ist es jedoch nicht, schon gar nicht hilfreich für Veränderungen, denn diese verlangen neue Verhaltensweisen. Ein Identitätskonflikt ist der Hauptfaktor für fehlende Veränderungen (siehe 3 Gründe, warum wir nicht ins Handeln kommen) und ausbleibenden Fortschritt.

Wenn man immer dick war und nie abnehmen konnte, warum sollte es nun anders sein? Wenn man nie der Frühstücker war, warum sollte es morgen anders sein? Wenn Fitnessstudios nur für arrogante Pumper ist, warum sollte man nun dann dorthin gehen?

Es ist aber nur ein erlernter Glaubenssatz, nicht die Realität, die absolute Wahrheit. Ein erlerntes Denken über etwas. Eine Annahme, die aufgrund der persönlichen Bewertung dich zurückhält. Diese muss nicht wahr sein. Diese war früher für dich wahr, aber nun bist du am Weg ein neuer Mensch zu werden, für den dies nicht mehr wahr ist.

Um gegen diese Kognitionen anzukämpfen, helfen Glaubenssätze (siehe Glaubenssätze), um eine neue, hilfreiche Denkweise zu erschaffen. Überarbeite ständig deine Überzeugungen, hinterfrage sie, passe sie an.

Der erste Schritt zur Veränderung

Veränderungen erfolgen Schritt für Schritt, Tag für Tag, Gewohnheit für Gewohnheit. Wenn man über Nacht zu einem anderen Menschen wird, hat man oft das Gefühl, nicht mehr man selbst zu sein. Man beginnt zu zweifeln, zu hinterfragen und sich unwohl zu fühlen. 1 % jeden Tag reicht aus. Winzige, neue Gewohnheiten sind effektiv genug, um das gewünschte Ergebnis zu erreichen. Mögen Gewohnheiten auch noch so klein sein, sie sind bedeutsam. Wenn sie bedeutsam sind, sind sie wichtig. Und wenn sie wichtig sind, erfordern sie die volle Aufmerksamkeit.

Welche Art von Mensch möchte ich sein? Welche Identität möchte ich annehmen?

Welche Gewohnheiten hat dieser Mensch?

Welche Verhalten müssen nun folgen?

Wie kann ich diese in meinen Alltag einbauen?

____

____

____

____

Welche Art von Mensch möchtest du sein? Frage dich dann, was dieser Mensch tun würde.

Was würde ein gesunder Mensch essen? Wie würde sich der beste Arzt in der Stadt verhalten? Wie der beste Lehrer? Wie würde sich ein guter Manager verhalten? Wie eine Autoritätsperson?

Der Fokus sollte immer darauf liegen, eine bestimmte Art von Mensch zu werden, nicht darauf, ein bestimmtes Ergebnis zu erzielen. Mit jeder Handlung stimmst du darüber ab, welcher Mensch du bist. Entscheide weise.

Sicherheitssystem

Um Gewohnheiten bewusster wahrzunehmen und neue bewusst einzuschleusen, hilft es diese laut zu benennen.

Beschreibe, was du gerade tust. „Ich stehe auf, drehe den Wecker ab, schalte die Kaffeemaschine ein, gehe duschen, hänge das Handtuch auf", etc. Wie ein Moderator sprichst du laut aus, was du tust und siehst. Dabei werden dir viele unbewusste Abläufe vor Augen geführt.

Auch wenn du neue Verhalten anstrebst, kannst du laut aussprechen, was in dir vorgeht. „Ich habe Angst, aber trotzdem mache ich es", „Ich möchte dieses Schoko-Croissant, aber ich esse es nicht, weil ich abnehmen möchte", „Ich habe keine Lust auf einen Spaziergang, aber ich tue es, weil ich mich jeden Tag etwas mehr bewegen möchte", „Ich würde viel lieber auf der Couch liegen, aber ich habe mir selbst versprochen, mich jeden Tag etwas mehr um meine Liebsten zu kümmern und Zeit zu finden".

Etwas laut auszusprechen, macht uns aufmerksam, macht uns Umstände, Gedanken, Gefühle und Verhalten bewusst. Es verleiht dem Ganzen eine gewisse Wichtigkeit, Wahrheit und Schwere. Erst einmal laut ausgesprochen, beginnen wir intensiver zu fühlen, die Konsequenzen unserer Entscheidungen besser abzuschätzen und sind klarer im Tun.

Veränderungen sind nur möglich, wenn uns unser derzeitiges Verhalten bewusst ist. Bewusstsein ist der erste Schritt zur Veränderung. Denn erst, wenn uns etwas bewusst ist, können wir die Notwendigkeit und Richtigkeit davon hinterfragen.

Schlechte Gewohnheiten haben schlechte Auswirkungen, gute Gewohnheiten gute Auswirkungen.

Welche schlechten Gewohnheiten habe ich?

Was bringt mir diese Gewohnheit? Was ist die Belohnung?

Was ist der Auslöser dieser Gewohnheit?

Welche gute Gewohnheit könnte diese ersetzen?

____

____

____

____

Wann und wie bekomme ich die Belohnung?

____

____

____

____

Klassische Konditionierung – ein Verhalten belohnen. Man lernt, dass ein bestimmtes Verhalten eine angenehme Belohnung mit sich bringt und man wiederholt dieses Verhalten dann willentlich, um immer wieder diese Belohnung zu erhalten. So lernen wir, so lernen Tiere. Reiz – Reaktion – Belohnung. So können neue Verhalten erlernt werden und alte verlernt.

Verzögerte Belohnung

Wie viel mehr Gesundheit und Wohlbefinden kann ich erlangen, wenn ich abnehme? Wie viel Unbehagen, Selbstzweifel, schlechte Laune und mangelnde Arbeitsleistung entsteht, wenn ich weniger esse? Wie unangenehm ist jetzt Sport, wie angenehm wäre das Sofa zuhause?

Sind die Argumente für die Beibehaltung des alten Lebensstils nicht viel stärker und emotionaler als die möglichen positiven Aspekte? Wenn wir die Belohnung erst später erhalten, ist es schwieriger, die Verhaltensänderung herbeizuführen.

Jeder Mensch und jedes Tier ist darauf aus, sofort eine Belohnung zu erhalten. Je schneller die Belohnung eintritt, umso süchtiger wird man. Dies kann man etwa sehr gut an Suchtmitteln erkennen. Je schneller die Belohnung gefühlt wird, umso süchtiger machend ist die Droge. Je länger das Belohnungssystem braucht, um aktiviert zu werden, umso schwieriger ist die Beibehaltung dieser Handlung.

Wie schnell fühlst du Genugtuung, wenn du einen Bissen deines Lieblingsessens zu dir nimmst? Beim Essen setzt die Belohnung relativ schnell ein; der Körper reagiert zeitig mit einer Ausschüttung an Hormonen. Auch der Verzehr von Zucker oder Koffein löst schnell eine körperliche Reaktion aus.

Das Problem ist, dass die meisten Menschen ihre Entscheidungen aufgrund von Erfahrungen treffen, die kurzfristig Freude verursachen oder Schmerzen vermeiden. Denn die Belohnung, die Glücksgefühle sowie die sicht- und fühlbaren positiven Aspekte, brauchen Zeit. Das Leid und der Schmerz sind unmittelbar fühlbar.

Wenn wir vor allem in der Vergangenheit nicht durchgehalten haben, immer wieder abgebrochen haben, sind lediglich die negativen Erinnerungen abgespeichert. Wir verbinden mit Abnehmen Schmerz und Leid. Die Belohnung kam zu spät oder nicht stark genug, um den Erfolg zu spüren. Dadurch verlieren wir nicht nur den Glauben an uns selbst, durchhalten zu können, sondern wir können den Schmerz auch nicht als Mittel zum Zweck zur großen Belohnung sehen.

Die wichtigsten Dinge in unserem Leben, also jene, die wir am meisten schätzen, erfordern es jedoch, die Mauer kurzfristiger Nachteile zu durchbrechen, um langfristig Vorteile zu erhalten.

Dies ist in Beziehungen ersichtlich. In der Liebe erfahren wir immer mehr Eigenschaften an unserem Partner, die uns nicht gefallen. Das Durchhalten würde uns jedoch mit dem schönsten Gefühl der Welt belohnen, nämlich bedingungsloser Liebe. Auch in der Arbeitswelt müssen wir anfangs viele anstrengende, unwichtige Tätigkeiten erledigen, bevor wir Verantwortung übertragen bekommen und unsere Arbeiten vielleicht sogar frei wählen dürfen. Auch hier heißt es also, kurzfristige Schmerzvermeidung bringt uns nicht voran.

Beim Abnehmen ist es nicht anders. Zuerst ist es hart, wir sind hungrig, dürfen nicht mehr das Lieblingsessen zu uns nehmen, sind schlecht gelaunt, schlafen schlecht, müssen uns anstrengen und trotzdem den Alltag erledigen. Erst, nachdem sich die ersten Erfolge einstellen, die Waage das Ergebnis präsentiert, der Spiegel dir deinen „neuen" Körper vorführt, bekommst du die Belohnung. Du musst durchhalten, ausharren und warten, bis deine neuen Abnehm-Aktivitäten Erfolge zeigen und du die Belohnung wahrlich fühlen kannst.

Wie belohnt mich das niedrigere Gewicht? Welche Vorteile bekomme ich dadurch?

____

____

____

____

Wann beginne ich dieses Gefühl von Belohnung zu spüren? Wobei?

____

____

____

____

Welches Leid muss ich ertragen, um die langfristigen Vorteile zu erleben?

Welche Gedanken können mir helfen?

Um Gewohnheiten zu ändern, muss das Verhalten geändert werden. Genau darauf sollte der Fokus liegen, denn die Verhaltensmuster werden zu Gewohnheiten. Gewohnheiten formen den Charakter und bilden die Identität. Gewohnheiten können mit kleinen Schritten geändert werden. Jede noch so kleine Veränderung ist bedeutsam, bringt einem dem Ziel näher und ist deshalb wichtig. Regelmäßig zu reflektieren, zu hinterfragen und bewusst Entscheidungen zu treffen, ist der erste Schritt zur Änderung von Gewohnheiten.

Gedanken – Gefühle – Verhalten

Gedanken lösen Gefühle aus. Diese Gefühle veranlassen deinen Körper zu reagieren und steuern dein Verhalten.

Du liegst auf der Couch und siehst fern. Normalerweise belohnst du dich nach der Arbeit mit Knabbereien vor dem Fernseher. Diesen fehlen nun aber, da du dir vorgenommen hast, nicht mehr zu naschen. Deine Gedanken sind: „Ich möchte etwas essen!“, „Ist doch egal, nur heute gebe ich nach“. Du stellst dir in Gedanken schon den Geschmack des Essens vor und was du dir holen könntest. Deine Gefühle sind: Unsicherheit, Scham, Hunger. Dein Körper reagiert mit Speichelproduktion, Herzklopfen und angespannten Muskeln. Je mehr du dich deinen Gedanken hingibst, desto stärker werden die Gefühle und Reaktionen deines Körpers. Je länger du gedanklich bei deinem Ausrutscher bist, umso schwieriger wird es, davon wieder loszukommen. Je stärker deine negativen Gedanken (und Vorstellungen) sind, je intensiver du in diese Vorstellung hineintauchst, umso eingeschränkter bist du in deinem Denken und Handeln. Wenn du dir zusätzlich nicht zutraust, „Nein“ zu sagen, wird es am schlimmsten. Denn das Verhalten passt sich letztlich deinen Gedanken an, und du wirst schwach werden – das denkst du ja auch über dich.

Welche Gedanken habe ich, wenn ich zu viel oder etwas Ungesundes esse?

Wie reagiert mein Körper? Wo spüre ich es?

Welches Verhalten lösen diese Gedanken aus?

____

____

____

Wenn wir unser Verhalten ändern möchten, müssen wir an unseren Gedanken arbeiten. Die beste Methode, um das Verhalten zu ändern, sind Glaubenssätze (siehe „Glaubenssätze"). Danach heißt es üben, üben, üben.

Automatisierte Verhalten ändern

Warum können wir unser Essverhalten nur so schwer ändern? Warum tun wir, was wir tun?

Der Grund sind stets unsere Gedanken. Es gibt einen Reiz, der eine Reaktion auslöst. Die aus dem Reiz entstandenen Gedanken resultieren meist aus unseren Erfahrungen, Erwartungen und Bewertungen. Darauf folgt ein zum Gedanken passendes Gefühl. Dieses Gefühl löst eine Reaktion des Körpers aus und Gedanken und Gefühle verleiten dich zu einer Handlung. Jeder Reiz löst eine Kette an Reaktionen aus. Reiz: „heiße Herdplatte", Gefühl: „Aua", Verhalten: Hand wegziehen.

Negative Gedanken:

Reiz: „Stress, viel Arbeit"

Gedanken: „Ich brauche eine Pause, ich muss mich belohnen – Essen hat immer geholfen"

Gefühl: Anspannung, Stress

Verhalten: essen

Reiz: „Donut"

Gedanken: „Ich möchte ihn essen"

Gefühl: Hunger, „Gusta“

Verhalten: essen

Positive, hilfreiche Gedanken:

Reiz: „Stress, viel Arbeit“

Gedanken: „Ich brauche eine Pause, ich muss mich belohnen – Wie kann ich mich belohnen? Was hilft? – Sport, Meditation, Atemübungen“

Gefühl: Entspannung, Gelassenheit

Verhalten: nicht essen, Alternative machen

Reiz: „Donut“

Gedanken: „Purer Zucker, ich werde dadurch dick. Der Donut hilft mir nicht“

Gefühl: Scham, Ekel

Verhalten: nicht essen

Egal, welches Verhalten, welches nach außen sichtbare Symptom wir ändern wollen, wir müssen dafür die Ursache umprogrammieren, also unsere Gedanken. Ob dies nun ein Stress- oder Angstgedanke ist oder eine schlechte Angewohnheit, die wir loswerden wollen, mit der richtigen Fragetechnik – gepaart mit Übung und der richtigen Motivation – ist dies möglich.

Viele Menschen sagen zwar, dass sie sich ändern wollen. Unterbewusst sehen sie sich jedoch weiterhin in der aktuellen Rolle mit derselben Haltung und Handlung. Die Vorstellung wurde nicht geändert. Die Gedanken laufen immer noch gleich ab, deshalb hat sich auch das Verhalten nicht geändert.

Wie leiten wir Veränderungen ein? Es muss genügend Anreiz (siehe „Ziele; Motivation & Ausdauer“) zur Veränderung vorhanden sein und gleichzeitig eine neue Alternative für die Befriedigung der eignen Bedürfnisse (siehe „Alternative Belohnung & Ersatz“) gefunden werden. Diese Alternative hilft uns dabei, der Hilflosigkeit und Überforderung zu entfliehen. Wir brauchen einen Plan, denn in der gewohnten Situation sind wir nicht unbedingt kreativ genug, neue, alternative Handlungen einzuleiten. Da es nicht leicht ist, diese sofort umzusetzen, starten wir mit der gedanklichen Vorstellung und den Glaubenssätzen. Wir stellen uns einen anderen, einen positiven Ausgang vor, etwa aktiv „Nein“ zum Donut zu sagen.

Fragetechnik

Die kognitive Umstrukturierung ist eine wissenschaftlich anerkannte Methode, mit der wir unsere Gedanken (Kognitionen) verändern können. Diese besteht aus 3 Punkten und einer genauen Abfolge von Fragen.

1. Belastende Gedanken erkennen
2. Kritisch hinterfragen und überprüfen
3. Alternative, hilfreiche Gedanken finden

Was ist passiert? Beschreibe die Situation, achte auf deine Gedanken, sprich sie laut aus oder schreibe sie auf. Frage dich, ob deine Bewertung der Situation wahr ist. Stelle dir folgende Fragen der Reihe nach:

- Ist dieser Gedanke hilfreich?
- Ist dieser Gedanke zu 100% wahr?
- Warum (nicht)?
- Wie lauten alternative, hilfreiche Gedanken?

Wenn du dir die Frage „Ist dieser Gedanke wahr?“ stellst, wirst du bemerken, dass du dir in den meisten Fällen in Gedanken nicht die Wahrheit vorstellst. Bist du wirklich hungrig? Brauchst du jetzt wirklich diese Schokolade? Hilft dir Essen wirklich dabei, dich besser zu fühlen? Vertreibt Essen die Einsamkeit? Bist du wirklich zu k.o. für den Sport?

Da wir bei der kognitiven Umstrukturierung mehr im Kopf als bei unserem Bauch(-gefühl) sind, hilft es enorm, wenn du deinem Kopf zusätzlich Gründe lieferst, indem du die Frage „Warum?“ beantwortest. Warum ist dieser Gedanke denn nicht wahr? „Weil ich trotzdem einsam bin“, „Weil mir nach den 15 Minuten essen wieder langweilig ist“, „Weil ich immer wieder eine Ausnahme machen werde“ …

Hilfreiche Gedanken können sein: „Ich bin stark“, „Ich habe keinen Hunger, ein anderes Gefühl liegt dahinter“, „Ich esse einen Apfel“, „Ich ziehe den Sport durch, ich mache zumindest etwas, besser als nichts“, „Nach der Schokolade fühle ich mich erst schlecht“, „Ich werde abnehmen, deshalb sage ich ‚Nein'“, „Ich kann das schaffen und werde es allen beweisen“

Wähle 2 Denkprogramme bzw. Gewohnheiten, die du gerne ändern würdest und wende die Methode an:

Situation: ______________________________

Gedanken erkennen

____

____

____

Ist dieser Gedanke hilfreich?

____

Ist dieser Gedanke zu 100% wahr?

Warum? (3 Gründe)

Wie lauten alternative, hilfreiche Gedanken?

Situation:

Gedanken erkennen

Ist dieser Gedanke hilfreich?

Ist dieser Gedanke zu 100% wahr?

Warum? (3 Gründe)

Wie lauten alternative, hilfreiche Gedanken?

Alternative Belohnung & Ersatz

Wenn jemand gerne aus Frust isst, muss es eine alternative Belohnung für die Gewohnheit „essen“ geben. Anstatt zur Zigarette zu greifen, muss eine andere Handlung her, die denselben oder zumindest einen ähnlichen Effekt hat. Wenn das fettige Kantinenessen dir nicht beim Abnehmen hilft, überlege dir eine Alternative. Wenn du nicht mehr jeden Abend der Gewohnheit Schokolade zu essen nachgehen möchtest, suche dir eine Alternative.

Wenn wir auf Essen verzichten wollen, haben wir umso öfter Essen im Kopf. Um die Gedanken zu vertreiben, uns abzulenken und die Zeit mit schönen Alternativen zu füllen, kann eine Happiness-To-Do-List helfen. Eine Liste mit anregenden Aktivitäten, die dir Freude bereiten, die dich gut fühlen lassen und die Gedanken rund ums Essen vertreiben, wird dir helfen durchzuhalten. Langeweile ist oft ein Grund für den Griff in den Kühlschrank. Auch Einsamkeit, Schuldgefühle, Stress oder eine Mahlzeit als Ablenkung vor negativen Gedanken wie Selbstzweifel können der Grund sein, warum du einen weiteren Teller verspeist.

Suche dir vorab alternative Tätigkeiten, die dich von deinem gewohnten Verhalten ablenken und auch als Belohnung möglich sind. Erstelle eine Liste mit freudvollen Aktivitäten, die dich entspannen, motivieren und dir ein Lächeln ins Gesucht zaubern.

Was bereitet mir Freude?

____

____

____

____

____

Was entspannt mich?

____

Was bringt mich zum Lachen?

Wo(bei) spüre ich mich wirklich?

Wo fühle ich mich am wohlsten?

Was motiviert mich?

Was habe ich schon lange nicht mehr gemacht? Warum?

____

____

____

____

Was wollte ich schon immer machen?

____

____

____

____

Hier findest du noch mehr Inspiration für anregende Tätigkeiten. Notiere, wie gerne du diese Tätigkeiten machst und wie oft. Markiere am Ende alle Aktivitäten, die du sehr gerne (1) machst und füge diese zu deiner ganz persönlichen Happiness-Liste hinzu.

	1 = sehr	2 = etwas	3= gar nicht	1 = oft	2 = manchmal	3= selten/nie
Spazieren gehen	❐	❐	❐	❐	❐	❐
Schöne Kleidung tragen	❐	❐	❐	❐	❐	❐
Musik hören	❐	❐	❐	❐	❐	❐
Etwas Basteln / Handwerken	❐	❐	❐	❐	❐	❐
Jemanden eine Freude bereiten	❐	❐	❐	❐	❐	❐
Laufen / Joggen	❐	❐	❐	❐	❐	❐
Ein Konzert besuchen	❐	❐	❐	❐	❐	❐
Neue Leute kennenlernen	❐	❐	❐	❐	❐	❐
Eine neue Stadt/Ort erkunden	❐	❐	❐	❐	❐	❐

Den nächsten Urlaub planen	❒	❒	❒	❒	❒	❒
Auto fahren	❒	❒	❒	❒	❒	❒
In der Sonne sitzen	❒	❒	❒	❒	❒	❒
Zukunftspläne schmieden	❒	❒	❒	❒	❒	❒
Lauthals Singen	❒	❒	❒	❒	❒	❒
Jemanden helfen	❒	❒	❒	❒	❒	❒
Die Lieblingsspeise kochen	❒	❒	❒	❒	❒	❒
Tiere beobachten	❒	❒	❒	❒	❒	❒
In einem Verein aktiv sein	❒	❒	❒	❒	❒	❒
Einen Film ansehen	❒	❒	❒	❒	❒	❒
Ein Eis essen	❒	❒	❒	❒	❒	❒
Die Lösung eines Problems suchen	❒	❒	❒	❒	❒	❒
Ein Buch lesen	❒	❒	❒	❒	❒	❒
Zum Friseur gehen	❒	❒	❒	❒	❒	❒
Kreuzworträtsel lösen	❒	❒	❒	❒	❒	❒
Einen Drachen steigen lassen	❒	❒	❒	❒	❒	❒
Massiert werden	❒	❒	❒	❒	❒	❒
Einen Vortrag besuchen	❒	❒	❒	❒	❒	❒
Tagträumen	❒	❒	❒	❒	❒	❒
Über sich selbst nachdenken	❒	❒	❒	❒	❒	❒
Gut essen gehen/ das Lieblingsrestaurant besuchen	❒	❒	❒	❒	❒	❒
Mit einem Hund spazieren gehen	❒	❒	❒	❒	❒	❒
Tagebuch schreiben	❒	❒	❒	❒	❒	❒
Einen Kuchen backen	❒	❒	❒	❒	❒	❒
Einen Mittagsschlaf machen	❒	❒	❒	❒	❒	❒
Wandern gehen	❒	❒	❒	❒	❒	❒
Die Eltern /Großeltern besuchen	❒	❒	❒	❒	❒	❒
Eine Fremdsprache lernen	❒	❒	❒	❒	❒	❒
Erinnerungsstücke anfertigen	❒	❒	❒	❒	❒	❒

Erinnerungsstücke ansehen	❐	❐	❐	❐	❐	❐
Etwas Sammeln	❐	❐	❐	❐	❐	❐
Karten spielen	❐	❐	❐	❐	❐	❐
Fernsehen	❐	❐	❐	❐	❐	❐
Radio hören	❐	❐	❐	❐	❐	❐
Lange schlafen	❐	❐	❐	❐	❐	❐
An einer Feier teilnehmen	❐	❐	❐	❐	❐	❐
Fotografieren	❐	❐	❐	❐	❐	❐
Leute beobachten	❐	❐	❐	❐	❐	❐
Zeichnen / Malen	❐	❐	❐	❐	❐	❐
Minigolf spielen	❐	❐	❐	❐	❐	❐
Ein Tier streicheln	❐	❐	❐	❐	❐	❐
Ein Picknick machen	❐	❐	❐	❐	❐	❐
Einen Berg besteigen	❐	❐	❐	❐	❐	❐
Allein sein	❐	❐	❐	❐	❐	❐
Ein Instrument spielen	❐	❐	❐	❐	❐	❐
Anregende Gespräche führen	❐	❐	❐	❐	❐	❐
Heiß baden/duschen	❐	❐	❐	❐	❐	❐
Telefonieren	❐	❐	❐	❐	❐	❐
Freunde einladen	❐	❐	❐	❐	❐	❐
	❐	❐	❐	❐	❐	❐
	❐	❐	❐	❐	❐	❐
	❐	❐	❐	❐	❐	❐
	❐	❐	❐	❐	❐	❐
	❐	❐	❐	❐	❐	❐
	❐	❐	❐	❐	❐	❐
	❐	❐	❐	❐	❐	❐
	❐	❐	❐	❐	❐	❐

Bitte ergänze die unten leerstehenden Felder nach Belieben.

Halte jeden Tag nach Möglichkeiten Ausschau, die dir Freude bereiten könnten und deinen Tag verschönern. Wenn wir unsere Wahrnehmung aktiv auf derartiges ausrichten, dann werden wir dies auch finden. Entwickle für dich einen Plan, um jeden Tag Freude zu empfinden. Ziele darauf ab, so oft wie möglich in Ekstase zu sein, Freude zu haben und dein glückliches Leben zu leben. Wenn wir glücklich sind, fällt es uns viel leichter auf Essen zu verzichten und du wirst es leichter haben, die Kilos purzeln zu lassen.

Am besten ist es natürlich, du gestaltest oder zeichnest dir selbst eine neue Liste bzw. Plakat mit deinen liebsten Aktivitäten, die dich Kraft, Energie, Freude, Zugehörigkeit, Anerkennung, Herausforderung oder Entspannung und Wohlbefinden spüren lassen. Hänge dir diese Liste (Plakat) auf oder verwahre sie an einem für dich besonderen Ort. Diese Liste kannst du immer zur Hand nehmen, wenn du das Bedürfnis nach Spaß, Freude, Ablenkung, Ruhe, Entspannung, Energieabbau, etc. hast. Sieh dir die Liste an und wähle worauf du in diesem Moment Lust hast. Denn nicht an jedem Tag funktioniert die eine, beliebte Strategie wie z. B. eine Serie auf Netflix anzusehen. Alleine beim Durchsehen der Punkte auf der Liste solltest du Freude, eine positive Aufregung und Erregung verspüren, da dies alles Aktivitäten sind, die du gerne machst.

Welche dieser Aktivitäten haben bei mir ein spürbar gutes Gefühl ausgelöst?

____

____

____

Welche dieser Aktivitäten möchte ich ausprobieren?

____

____

____

Welche dieser Aktivitäten möchte ich nun aktiv in meinen Alltag einbauen?

Wie oft, wann und wo kann ich diesen Tätigkeiten nachgehen?

Was könnte mich an der Umsetzung hindern?

Was muss geschehen, damit ich sie trotzdem umsetzen kann?

Entspannt abnehmen

Stress ist einer der meistgenannten Gründe für zu viel essen oder ein ungesundes Essverhalten. Einerseits produziert Stress Kampfhormone, die das Abnehmen erschweren, andererseits sind wir nicht im Hier und Jetzt, genießen nicht, sind zu unaufmerksam, abgelenkt und haben uns nur schwer im Griff. Unser Körper möchte nicht abnehmen, da er glaubt, sich in einer bedrohlichen Situation zu befinden und um das Überleben zu kämpfen – dafür wird jedes Kilo gebraucht. Wenn wir wiederum entspannt sind, mit unserem innerlichen Stress umgehen können, dann fällt uns das Abnehmen um einiges leichter.

Stress und Angst liegen nah beieinander, haben denselben Auslöser, dieselben Symptome und machen beide nicht nur krank, sondern auch dick.

Entstehung von Stress & Angst

Erleben wir über einen längeren Zeitraum körperliche Anspannung, sprechen wir von Stress. Stress ist die Vorstufe von Angst, also eine leichte Angst oder eine leichte Dauer-Angst. Angst kommt vom althochdeutschen Wort „angust“ und drückt sprachgeschichtlich ein undeutliches Gefühl der Beklemmung, der Enge, des Bedrohtseins aus.

Stress ist Unbehagen, Unsicherheit und Hilflosigkeit. Der Begriff „Stress“ wird im alltäglichen Sprachgebrauch häufig als Sammelbegriff für belastende Umstände verwendet. Mit Stress kann sowohl ein Zustand unangenehmer Anspannung (Stressreaktion) als auch die auslösende Ursache (Stressreiz) gemeint sein. Du kannst sagen „Heute fühle ich mich gestresst“ oder „Der nicht funktionierende Drucker bereitet mir Stress“.

Die Symptome nach außen sind dieselben: geweitete Pupillen, Herzklopfen, Schwitzen, ein trockener Hals, weiche Knie, schnelle Atmung … Die körperlichen Begleiterscheinungen von Stress werden durch Redensarten der Alltagssprache sehr treffend beschrieben: Sich den Kopf zerbrechen, die Nase voll haben, das geht an die Nieren, die Luft geht aus, das liegt schwer im Magen, etwas lastet schwer auf den Schultern, das Herz rutscht in die Hose, etc.

Diese Redewendungen spiegeln genau wieder, wo und wie wir Stress und Angst verspüren.

Welche körperlichen Symptome zeigen sich bei mir, wenn ich Angst oder Stress verspüre?

____

____

____

____

Beide Gefühlszustände haben nicht nur dieselben körperlichen Auswirkungen, sondern auch denselben Auslöser – die gedankliche Vorstellung einer Bedrohung. Angst und Stress entstehen aufgrund einer Vorstellung in der Zukunft, die nicht real ist, da sie noch nicht passiert ist.

Doch Stress ist keine Erfindung der modernen Zeit. Stress und Angst sind angeboren und wichtig. Denn sowohl Angst als auch Stress sind natürliche, biologisch sinnvolle Reaktionen, die wir auch heute noch beibehalten haben. Als das Mammut vor uns stand, brauchten wir unsere gesamte Kraft und volle Aufmerksamkeit, um die gefährliche Situation bewältigen zu können. Die Bedrohung durch das Mammut löste in uns die oben genannten körperlichen Mechanismen aus, um das Tier besiegen zu können. Unsere Pupillen weiteten sich, da wir nicht übersehen wollten, was uns gefährlich werden könnte. Unsere Muskeln spannten sich an, damit wir maximale Kraft haben. Unser Herz schlug schnell, die Atemfrequenz stieg, da unser Körper hochfuhr und seine gesamte Energie mobilisierte, um das Überleben zu sichern. Natürlich wollten wir in bedrohlichen Situationen nicht abnehmen, wir brauchten jedes Kilogramm, um daran zu zehren und maximale Energie zur Verfügung zu haben.

Das Problem der heutigen Gesellschaft ist es, dass wir viele Stresssituationen erleben, jedoch die mobilisierte Energie nicht abbauen. Durch das Tippen in einen Computer wird die Energie nicht verbraucht, auch nicht durch Ärgern oder sich Sorgen machen. Sport würde helfen. Hier können wir die Energie abbauen, die wir früher im Kampf mit dem Mammut oder beim Weglaufen vor ihm verbraucht hätten. Mehr Stress und weniger Strategien den Stress abzubauen führen zu einer Fehlsteuerung unseres Stressalarms. Wenn unser Körper in einem Zustand der Daueranspannung aufgrund vieler wahrgenommenen Bedrohungen ist, reagiert er immer leichter auf Stressauslöser, die die Anspannung immer mehr verstärken und dem Körper glauben lassen, er ist im Dauerüberlebensmodus.

Wir brauchen Erholung, müssen Energie tanken, entspannen, ausreichend schlafen und auch (gesund) essen, um bei der nächsten Herausforderung unseren Körper die Möglichkeit zu geben, uns perfekt auf diese vorzubereiten und dafür auszustatten. Denn niemand kann tagelang oder auch jahrelang gegen ein Mammut kämpfen oder davor weglaufen. Unser Körper gibt an einem gewissen Punkt auf.

Traurig ist, dass wir diesen Überlebenskampf, die Bedrohung, selbst inszenieren. Denn in unserer Zeit gibt es kaum lebensbedrohliche Ereignisse, die diese Reiz-Reaktionskette sinnvoll auslösen. Wann hast du das letzte Mal gegen einen Tiger gekämpft? Oder dich im Ring für dein Überleben mit deinen Fäusten verteidigt? Oder ist ein Stau so lebensbedrohlich, um diese Reiz-Reaktionskette anzuheizen. Ist ein Drucker ein derartiger Stressor (Stressauslöser), der es rechtfertigt, Energie für einen Kampf zu mobilisieren?

Was sind meine Stressoren (Stressauslöser)?

____

____

____

Welche Stressoren (Stressauslöser) kann ich vermeiden oder minimieren?

____

Wie kann ich diese Stressoren vermeiden oder minimieren?

Teile deine Sorgen (Stressgedanken/Ängste) in folgende Kategorien ein und vergebe %- Zahlen, sodass am Ende 100 % herauskommen:

Sorgen, die unwichtig waren	______
Sorgen, die unveränderbar waren	______
Sorgen, die nie eingetroffen sind	______
Sorgen, die wichtig waren	______
	100 %

Wie viele meiner Sorgen haben sich bewahrheitet und waren wichtig?

Wenn ein Großteil der Sorgen unwichtig oder unveränderbar war oder nie eingetroffen ist, wie werde ich nach dieser Erkenntnis mit Sorgen in Zukunft umgehen?

Was kann ich aus dieser Übung mitnehmen?

Haben wir zu oft diese (Fehl-)Alarme, wird unser Körper dauerhaft Kampfhormone produzieren und der Körper im Dauer-Überlebensmodus sein. Genau das führt zu Burnout und vegetativen Störungen. Denn unser Körper steuert einiges unbewusst und unabhängig von unserem Willen. Dies wird durch das sogenannte vegetative Nervensystem automatisch, unbewusst gesteuert (Darm, Herz, Leber, Niere, Hormone etc.). Zum Beispiel steuert dieses die Produktion von Speichel und Magensäure. Bei Stress, wenn wir im Kampf- und Überlebensmodus sind, werden alle unwichtigen „Energiefresser“-Arbeiten der Organe und des Körpers heruntergefahren, um nur die wichtigen Körperteile zu aktivieren, die im Kampf benötigt werden. Ob wir wollen oder nicht, ein längerer Kampf gegen eine Bedrohung macht unseren Körper und unsere Psyche kaputt. Immer mehr Fehlalarme und mögliche Bedrohungen werden wahrgenommen, bis unser Körper mürbe wird und aufgibt.

Streiche das Wort „muss“

Das Wort „müssen“ erzeugt Druck und vor allem Stress.

Achte auf deine Gedanken, denn sie werden zu Worten.

Achte auf deine Worte, denn sie werden zu Handlungen.

Achte auf deine Handlungen, denn sie werden zu Gewohnheiten.

Achte auf deine Gewohnheiten, denn sie werden zu Charaktereigenschaften.

Achte auf deine Charaktereigenschaften, denn sie werden dein Schicksal.

Bewusst den eigenen Selbstgesprächen zu lauschen und auf die Wortwahl zu achten, bringt dich einen Schritt weiter. Du siehst, wie liebevoll du mit dir umgehst oder wie streng. Vor allem verwendet der innere Kritiker gerne das Wort „muss". „Ich muss das schaffen", „Ich muss abnehmen", „Ich muss …"

Das Wort „müssen" beschreibt eine Pflicht, die nur einen möglichen Ausgang akzeptiert. Alles andere wäre dann sozusagen verboten, nicht richtig, falsch. Das erzeugt wiederum Druck. Es gibt nur Schwarz oder Weiß, gewinnen oder versagen – dazwischen ist nichts. Genau das ist aber ein grundlegender Denkfehler. Denn in den meisten Fällen befinden wir uns genau dazwischen. Perfekt und komplett daneben sind wir in den seltensten Fällen. Meistens befinden wir uns in einem breiten Spektrum zwischen diesen beiden Extremen.

Andere Gedanken führen zu anderen Gefühlen und Taten.

Es hilft, das Wort „muss" zu streichen und zu ersetzen. Zum Beispiel könntest du „Ich möchte …", „Ich darf …", „Ich bin …" anstelle des strikten Modalverbs „müssen" verwenden. Eine andere Wortwahl reicht aus, um den Sinn des Satzes zu verändern und auch deine Gefühle dazu. Versuche es!

Schreibe die Worte des inneren Kritikers auf. Was sagt der innere Kritiker zu dir?

____

____

____

Wie fühlen sich diese Worte an?

____

____

____

Ersetze das Wort „müssen“ durch „sollen“, „dürfen“ und „wollen“. Wie fühlen sich diese Worte nun an?

Analyse innen & außen

Hinter dem Hungergefühl liegen oft andere Bedürfnisse, die befriedigt werden wollen. Nimm dir öfter eine Auszeit und frage dich, wie es dir geht, was dich belastet und was du brauchst.

Analyse innen

Wie fühle ich mich?

Berücksichtige ich meinen eigenen Rhythmus?

Kenne ich meine aktuellen Bedürfnisse? Was brauche ich?

Drücke ich diese Gefühle offen aus?

Welche Botschaften gibt mir mein Körper?

Analyse: Außen

Was belastet mich aktuell im Privatleben?

Was belastet mich beruflich?

Überfordere ich mich selbst? Sind meine Ziele und Ansprüche realistisch?

Vernachlässige ich meine sozialen Beziehungen?

Schaffe ich einen Ausgleich zwischen Privat- und Berufsleben?

Was habe ich mir heute Gutes mir getan? Was gestern und vorgestern?

____

____

Missbrauche ich Essen, Alkohol, Tabletten, Sex oder ähnliches zum Druck-Abbau? Wenn ja: Gibt es Alternativen?

____

____

____

Was möchte ich jetzt ändern?

____

____

____

____

____

Körperpunkte

Akupressur wird seit über 5.000 Jahren praktiziert und ist eine anerkannte Therapieform der Traditionellen Chinesischen Medizin (TCM). „Druck-Akupunktur" übt hauptsächlich Druck mit den Fingern aus und gilt deshalb als sanfte Therapieform. Das Drücken bestimmter Körperpunkte hilft, Energieblockaden zu lösen und die Einheit zwischen Körper, Seele und Geist wiederherzustellen.

Hier findest du hilfreiche Punkte, um zu mehr Stärke, Mut und Gelassenheit zu gelangen. Diese Punkte helfen dir auch, Fressanfälle zu vermeiden und belastende, wenig hilfreiche Gedanken zu vertreiben.

„Notfallpunkt“: Dieser Punkt wirkt Wunder und kann vor herausfordernden Situationen in Sekunden Stress und Angst vertreiben. Der sogenannte „Notfallpunkt“ liegt in der Mitte der Handinnenfläche. Drücke diesen mit dem Daumen, bis du zur Ruhe gekommen bist. Wechsele danach zur anderen Hand. Du wirst merken, dass das Drücken auf einer Seite „effektiver“ ist als auf der anderen.

„Nei guan“: Das „inner Passtor“ vertreibt Sorgen und innere Unruhe. Drücke am Handgelenk, etwa zwei Daumen breit unterhalb der Handflächenunterkante, diesen Punkt rund eine Minute und atme dabei tief ein und wieder aus. Wiederhole den Vorgang so lange, bis Druck und Anspannung abfallen und du Gelassenheit verspürst.

„Solar-Plexus“: Halte die Hände nah am Körper zwischen Herz und Bauch, etwas über dem Bauchnabel. Drücke die Handflächen auf dieser Höhe aneinander, sodass sich alle Fingerkuppen berühren. Lege beide Daumen übereinander und überkreuze sei. Atme tief ein und aus. Damit aktivierst du deine Willensstärke und fühlst dich stark durch die Aktivierung deines Solar Plexus Chakras („Manipura“).

„Wurzel-Chakra“: Berühre mit deinem Daumen den Zeigefinger derselben Hand und forme einen Kreis (wie beim meditieren). Lege deine Hände entspannt auf die Knie, während du weiterhin einen Kreis mit dem Daumen und Zeigefinger formst. Drücke Daumen und Zeigefinger leicht zusammen. Spüre den leichten Druck, den du ausübst. Das Wurzelchakra beruhigt und stärkt dich zugleich. Du fühlst dich in der Lage, alles zu bewältigen und zu überleben.

„3. Auge“: Balle eine leichte Faust mit beiden Händen auf Brusthöhe. Der Daumen bleibt dabei draußen und ist sichtbar. Lege die zwei sanft geballten Fäuste aneinander, sodass sich die Fingerbeugen berühren. Strecke beide Zeigefinger dabei aus und presse diese leicht aneinander. Versuche ein schönes Dreieck mit deinen Zeigefingern zu bilden. Der Druck auf den Zeigefinger ist etwas stärker als der auf den Fingerbeugen, diese berühren sich nur leicht. Mit dieser Übung aktivierst du deine Konzentration, zapfst deine „Weisheit“ an, schärfst deine Intuition durch die Aktivierung des dritten Auges.

Das Drücken bestimmter Körperpunkte (Druck-Akupunktur) hilft dir, dich zu entspannen und Stress zu vertreiben, Hunger zu unterdrücken und achtsam zu sein. Teste alle genannten Körperpunkte aus. Atme dabei tief ein und aus. Mache die Übung jeweils zwei Minuten lang und versuche, dessen Wirkung auf dich, deinen Körper und deinen Geist wahrzunehmen.

Für jeden ist ein Punkt oder eine Handstellung wirkungsvoller als die andere. Wähle die Art der Selbst-Akupressur, die für dich am besten wirkt. Verankere diese eine Zeit lang fest in deinen Alltag, am besten früh morgens nach dem Aufstehen. Natürlich kannst du sie auch in Situationen, in denen du Ruhe und Selbstbewusstsein nötig hast, anwenden und den Effekt für dich nutzen. Diese Punkte wirken auch bei Gedankenkreisen, Schlafstörungen, innerlicher Unruhe und Stress.

Welche dieser Punkte haben mich spürbar entspannt? Wann werde ich diese im Alltag verwenden?

____

____

____

____

____

____

____

Atemübung

Eine schnelle Atmung haben wir, wenn wir Angst haben oder stark gestresst sind. Eine ruhige Atmung haben wir, wenn wir entspannt, gesättigt und glücklich sind.

Unser Körper reagiert auf unsere Gedanken. Aber auch unser Kopf reagiert auf die körperlichen Warnzeichen. Wenn du merkst, dass dein Atem schnell geht, du zitterst oder sich deine Muskeln anspannen, dann verstärkt dein Kopf die auslösenden Angstgedanken. Körper und Kopf stehen in Wechselwirkung zueinander.

Es ist also möglich, wenn wir unseren Körper kontrollieren – vor allem unsere Atmung –, dass wir uns besser, ruhiger und gelassener fühlen.

Übung:

Atme für 5 Sekunden tief ein. Halte 6 Minuten den Atem an und atme ganz langsam 7 Sekunden oder auch gerne länger aus. Wiederhole das 5-mal.

Wie fühle ich mich nach dieser Atemübung?

____

____

____

Hast du bemerkt, wie du plötzlich innerlich viel ruhiger und gelassener warst? Einfach nur, weil du deinen Atem verlangsamt hast. Das kannst du jederzeit einsetzen, ob vor dem Essen, um im Hier und Jetzt zu sein, im Auto, wenn du angespannt bist, vor einer Präsentation, wenn du nervös bist, heimlich auf der Toilette, wenn du dich unsicher fühlst oder abends, wenn dein Gedankenkreisen dich nicht einschlafen lässt.

Zusätzlich kannst du zu dieser Atemtechnik auch ein Mantra oder einen Glaubenssatz sprechen. Zum Beispiel könntest du sagen oder denken „Ich atme alles Negative aus – Ich atme Selbstbewusstsein ein“, „Ich atme Anspannung aus – und Entspannung ein“, „Ich bin stark“, „Ich bin gut genug“, „Ich liebe mich“, „Ich werde schlank sein“. Ein positives Mantra hilft, die Gedanken besser im Griff zu haben und schneller den gewünschten Effekt zu erreichen.

Kontrolliere deinen Atem, um deine Gedanken zu kontrollieren. Verlangsame deinen Atem, um auch deine Gedanken zu verlangsamen.

Dankbarkeit

Dankbar zu sein, für das, was man hat, ist der Weg zu einem zufriedenen Leben und mehr Wohlbefinden. Somit wirst du nicht nur glücklicher und entspannter, sondern du wirst auch selbstbewusster, wirst mehr an dich glauben und mehr im Leben erreichen.

Wir legen den Fokus nicht auf das, was schlecht läuft, wo wir versagt haben oder versagen könnten – nein, wir legen den Fokus auf das, was bereits gut läuft, was wir können, schon erreicht haben, was wir in diesem Augenblick alles haben. Und glaub mir – das ist einiges.

Jedoch haben wir uns an die Umstände bereits gewöhnt, wir schätzen alltägliche Dinge nicht mehr und auch unseren Fortschritt sehen wir nicht. Kannst du dich noch erinnern, als du nicht laufen könntest? Nicht selbstständig essen? Als du noch keinen Führerschein hattest? Als du das Multiplizieren noch nicht beherrscht hast? Du hast gewaltige Fortschritte gemacht, so viel schon gelernt, dir so viel erarbeitet. Sei stolz darauf! Und sei stolz darauf, was für ein Glück du hattest, überhaupt das Licht der Welt erblickt zu haben. Du bist einer aus 10.000 gewesen – das beste und schnellste Spermium – das bist du!

Sei dankbar in dieser Zeit aufwachsen zu dürfen, ohne Krieg, mit ausreichend Nahrung und frischem Wasser. Sei dankbar für die abertausenden Möglichkeiten, die dir offenstehen – wo du lebst, wie du lebst, wen du liebst. Das ist nicht selbstverständlich und das sollten wir uns alle öfter mal ins Gedächtnis rufen.

Für was bin ich dankbar? Finde 20 Dinge, für die du dankbar bist.

Wenn wir über uns nachdenken, vergleichen wir uns sehr oft mit Menschen, denen es bessergeht als uns selbst. Wer vergleicht sich schon mit einem afrikanischen Straßenkind? „Das macht keinen Sinn. Das kann man nicht vergleichen“, würden viele behaupten. Aber doch, es macht Sinn! Und ja, wenn du dich mit einem Multimillionär, Model und erfolgreichen Schauspieler oder Fußballer vergleichst, dann macht es Sinn? Unsere Vergleichsobjekte sind oft der Grund, warum wir uns gut und dankbar fühlen, aber auch der Grund, warum wir uns als unzureichend, zu faul, unbedeutend oder zu dick fühlen.

Erst, wenn ein Freund durch einen schweren Unfall im Rollstuhl sitzt, beginnen wir, unsere Beine zu schätzen. Erst, wenn das Kind eines Freundes überfahren wird, ärgern wir uns nicht mehr darüber, dass unser Kind oft schreit und das Kinderzimmer ein einziges Chaos ist. Erst, wenn wir unseren Job verlieren, regen wir uns nicht mehr über den nervigen Kollegen und den cholerischen Chef auf. Erst, wenn der Partner weg ist, sehen wir die positiven Charaktereigenschaften, die wir vermissen und haben die Störfaktoren komplett ausgeblendet. Erst, wenn wir jemanden sehen, der 100 kg mehr als wir selbst wiegt, empfinden wir uns als schlank. Wenn du deinen Körper mit dem eines Supermodels vergleichst oder mit dem eines Kleinwüchsigen, welche Gefühle breiten sich in dir aus?

Du kannst dir selbst durch Vergleiche im Weg stehen und dir verhelfen, dich klein zu fühlen - oder du kannst dich dankbar, stark und erfolgreich fühlen. Dein Vergleichsobjekt entscheidet.

Was ist Glück?

Glück ist die Akzeptanz des Hier und Jetzt.

Die Umstände annehmen zu können und sich damit so zu arrangieren, dass man sich wohlfühlt. Glücklich sein heißt, im Hier und jetzt zu leben. Jemand der Depressionen hat, lebt in der Vergangenheit, da er/sie gedanklich immer wieder vergangene Situationen hervorholt, die ihm/ihr Schmerz zugefügt haben. Bei Angsterkrankungen und Stress leben wir in der Zukunft und sehen vor uns ein mögliches, aber noch nicht eingetroffenes Szenario. Der Irrglaube „Ich brauche …, damit es mir gut geht“ oder ein weiterer beliebter Satz „Erst wenn ich …, dann kann ich zufrieden und glücklich sein“ zeigen, dass wir die derzeitigen Umstände nicht annehmen können. Dies würde bedeuten, dass wir erst in der Zukunft, nur unter Erfüllung dieser kausalen Kette, zufrieden sein können. Gleichzeitig heißt es, dass wir jetzt, in diesem Moment, nicht glücklich sein können. Diese Bedingungen sind, wie schon erwähnt, ein Resultat einer falschen Wahrnehmung, eines falschen Fokus. Hierbei schieben wir die Verantwortung für unser persönliches Glück auf äußere Umstände, was wiederum ein Gefühl von Machtlosigkeit und Hilflosigkeit auslöst.

Vervollständige nun die folgenden Sätze mit den oben zuvor definierten Phrasen. Beende die Sätze mit Argumenten, die deine neue, positive Sichtweise bestätigen und für dich logischer und nachvollziehbar machen:

Ich bin glücklich, obwohl ________________________________,

denn ____

Ich bin dankbar für ____________________________________,

denn ____

Ich akzeptiere und beginne ______________________________

zu lieben, denn ____

Ich bin dankbar, dass _________________________________,

weil ____

Mein Glück hängt nicht von ____________________________ ab,

denn ____

Wusstest du, dass, wenn du beim Sport glaubst, du kannst nicht mehr, du erst bei 40 % deiner Leistungskraft angekommen bist? Du könntest dich noch um mehr als das Doppelte steigern. Also rede dir nicht ein, dass es nicht geht, du es nicht schaffst, die Fähigkeiten nicht mitbringst und die Stärke nicht hast, um gewisse Ziele zu erreichen – um abzunehmen. Dein Körper und dein Geist sind zu mehr fähig als du ihnen anfangs zutraust. Das Wort „Vertrauen" trifft es ganz gut. Wir müssen uns selbst vertrauen. Vertrauen in unsere Fähigkeiten an den Tag legen. Gepaart mit Hoffnung, einer positiven Zukunftsvorstellung, werden wir – wirst du - unaufhaltsam.

Selbstvertrauen und Selbstbewusstsein entsteht vor allem in jungen Jahren durch das Lob der eigenen Eltern. Auch später erlernen wir dies durch die Bestätigung von außen, von anderen Menschen. Jeder, der ein Kompliment bekommt ist wesentlich glücklicher, gesünder und ein angenehmerer Zeitgenosse. Durch die Bestätigung von außen, von anderen Menschen, werden wir selbstbewusster, fühlen uns stark und sind zufriedener mit uns selbst.

Wir können anderen und gleichzeitig uns selbst helfen, wenn wir mehr positive Worte in die Welt hinaustragen.

Einfach mal jemanden loben, ein Kompliment machen und nette Worte, zeitgleich mit guter Laune, einem anderen Menschen schenken. Deine Stimmung verbessert sich. Du bist glücklich und dein Gegenüber auch. Ein positiver Effekt, der weitergetragen werden kann, der dich stärkt und auch anderen Menschen Selbstbewusstsein geben wird.

Da Menschen, die glücklich sind, gerne geben und es auch menschlich ist, etwas zurückgeben zu wollen, um das Gleichgewicht zu wahren, wirst du sehr wahrscheinlich ein Kompliment zurückkommen. Das wiederum stärkt auch dein Selbstvertrauen. Nach und nach wirst du merken, wie positiv Menschen auf dich reagieren und wie du selbst immer mehr Worte der Anerkennung und Wertschätzung zurückbekommst

Glück ist das einzige, das sich vermehrt, wenn man es teilt.

Übung:

Mache jede Woche mindestens 1 Kompliment. Es kann eine nette Postkarte sein, eine Sprachnachricht, ein ausgesprochenes Kompliment an den Kollegen, ein Lob, ein Post-it oder ein Brief.

Wem könntest du alles ein Kompliment machen? Was würdest du sagen?

Fantasiereise – Erfolgreich abnehmen (40 Minuten)

Fantasiereisen sind gelenkte Tagträume. Mit deiner Vorstellungskraft erzeugst du aufgrund der vorgelesenen Worte Bilder im Kopf. Alleine die Vorstellung reicht aus, um dieselben Gefühle zu erzeugen, als wäre es im wahren Leben passiert. Es reicht oft aus, eine Angst in der Vorstellung zu besiegen, ein Ziel in einem Tagtraum zu erreichen und Herausforderungen gedanklich zu meistern.

Alle Spitzensportler wissen, dass mentales Training mindestens genauso wichtig wie das körperliche Training ist. Wenn ein Marathonläufer für den nächsten Wettkampf trainiert, dann zählt zu diesem mindestens 1 x täglich die Visualisierung des Zieleinlaufs, das Vorstellen der Strecke in Gedanken, das Passieren der Routenpunkte und die Bekämpfung der Erschöpfung. Du kannst die Situationen gedanklich durchspielen, bei denen es dir schwerfällt, auf Essen zu verzichten, du keine Lust hast, Sport zu machen und diese in Gedanken positiv ausgehen lassen.

Nicht jedem fällt es leicht, sich derartig positive Tagträume vorzustellen. Deshalb können passende Fantasiereisen helfen. Es gibt nicht nur die „klassischen", bekannten Entspannungsgeschichten, sondern auch tiefgehende Traumreisen, die helfen, Ängste zu bekämpfen, den Umgang mit Gefühlen zu lernen, Kraft und Mut zu schöpfen, sich selbst anzunehmen, den „Stopp"-Knopf für schlechte Gewohnheiten zu drücken, alte Muster aufzulösen sowie Liebe und Geborgenheit zu fühlen.

Genau weil ich das bei vielen Klienten, bei Jung und Alt, bemerkt habe, habe ich selbst Fantasiereisen geschrieben, die genau die Problemfelder gedanklich bearbeiten. *(Fantasiereisen – heilende Kurzgeschichten" - erhältlich unter www.sabrina-fleisch.at und Amazon.de)*

Hier findest du eine Fantasiereise zum Abnehmen. Lasse dir diese vorlesen oder sprich sie dir selbst auf und höre sie an. Staune, wie sich die Bilder in deinem Kopf zusammensetzen und du Schritt für Schritt mehr Selbstvertrauen bekommst, erfolgreich abzunehmen.

ICH BIN STARK – Erfolgreich abnehmen (40 Minuten)

Nimm eine bequeme Sitzhaltung ein – oder lege dich gemütlich hin. Schließe die Augen. Du bist ruhig und entspannt – ruhig und entspannt. Deine Glieder werden schwer – du spürst, wie sich dein Körper in die Unterlage fallen lässt – deine Arme werden schwer – deine Beine werden schwer – dein Kopf. Nimm achtsam deinen Körper wahr – löse die Spannung — eine angenehme Wärme breitet sich in deiner Brust aus — erfüllt deinen Bauch — deine Arme und Beine — löse die Spannung — deinen Rücken — löse die Spannung — deine Schultern, Hals und Kopf — so angenehm warm—gehe nun mit deiner Aufmerksamkeit zum Rücken — wie fühlt sich der Rumpf an? — löse die Spannung — dein Rumpf ist schwer und sinkt ein wenig tiefer — weiter über den Rücken zu den Schultern — versuche deine Schultern entspannt hängen zu lassen — wandere mit deiner Aufmerksamkeit über den Nacken zum Kopf — versuche deinen Nacken zu entspannen — zu deiner Stirn — versuche deine Stirn zu entspannen — zu den Augenlidern — versuche deine Augenlider entspannt hängen zu lassen — sie sind schwer und umhüllen sanft deine Augen — zur Nase — spüre den Atem, wie dieser durch die Nase hinein und wieder hinaus fließt — vielleicht bewegen sich bei jedem Ein- und Ausatmen leicht deine Nasenflügel — achte auf den Kiefer — löse die Spannung — vielleicht möchtest du den Mund leicht öffnen. Du bist ruhig und entspannt — ruhig und entspannt. Du sinkst tiefer und tiefer — deine Glieder werden schwerer und schwerer — immer mehr löst sich die Spannung — dir geht es gut — dir geht es hier so gut.

Du liegst in deinem Bett — dein Wecker hat gerade geklingelt — trotzdem bleibst du noch kurz liegen und siehst zu Decke. Es wird ein guter Tag, sagst du dir und lächelst. Du stehst auf und putzt dir die Zähne. Du fühlst dich so leicht. Du hast bestimmt wieder abgenommen. Du bist so willensstark und ausdauernd.

Du stellst dich auf die Waage. Siehe da, die Pfunde purzeln. Schon wieder ein halbes Kilo weniger. Insgesamt sind es nun 7 Kilogramm weniger. Diese spürst du deutlich. Denn jeder Schritt ist leichter, die Kleidung sitzt locker, du kannst leichter atmen, der Sport macht mehr Spaß und du bist glücklicher.

Jeden Tag glaubst du mehr an dich, hast weniger Hunger, fühlst dich stärker und selbstbewusster. Du schaffst alles, was du dir in den Kopf setzt. Die Waage beweist es, deine Kleider beweisen es und auch der Spiegel. Du gehst zum Spiegel und betrachtest dich in Unterwäsche.

Siehst du, wie deine Arme schlanker werden? Wie deine Hüfte schmaler wird, deine Form immer schöner wird. Und deine Beine, auch hier siehst du, wie sie dünner werden, definierter, fester. Auch dein Gesicht — deine Wangen werden schmaler, deine Augen wirken größer, dein Hals dünner. Ich bin stark, sagst du laut zu dir und zu deinem Spiegelbild. Ich kann das. Ich kann alles schaffen, was ich mir in den Kopf setze. Du lächelst. Es wird ein guter Tag.

Du gehst in die Küche und machst dir einen Kaffee. Dein Magen grummelt etwas. Hast du Hunger? Von einer Skala von 1-10 —wie stark ist der Hunger? 4 denkst du dir, also noch nicht tragisch. Du trinkst langsam deinen Kaffee und gehst den Tag durch. Du fühlst dich entspannt und bereit für den Tag. Nach der Tasse Kaffee überlegst du, etwas zu essen. Aber du fühlst dich gar nicht so hungrig. Von einer Skala von 1 -10 ist es nur noch eine 2. Völlig okay. Also geht es auf zur Arbeit.

Ein Kollege feiert Geburtstag. Es gibt natürlich auch einen Kuchen. Alle haben sich in der Küche versammelt. Auch dir wird ein Stück angeboten. Wie lecker der Kuchen doch aussieht. Aber ist es das wert? Das Stück bereitet mir kurz Freude, aber danach finde ich es schade und fühle mich schlecht, dass ich nicht nein sagen konnte.

Nein, danke — ich verzichte darauf, aber ich bin mir sicher, dass sich jemand über mein Kuchenstück freuen wird. Du bist stolz. Es geht doch. Jeden Tag etwas stärker, einmal mehr „Nein-sagen" und lernen, dass Verzicht sich gut anfühlt, du dich rein und leicht fühlst. Der Tag wird nicht besser mit dem Kuchenstück voller Zucker. Und der Tag wird dadurch nicht schlechter, ohne der süßen Mehlspeise.

Da sagt die Kollegin: Ich dachte mir schon, dass du auf Diät bist, du hast abgenommen, oder? Du wirst etwas rot. Ja, habe ich. Schon 7 kg — Wow, das ist großartig, sagt die Kollegin. Das sieht man sofort! Wie hast du das geschafft?

Du lächelst und sagst mit einem Augenzwinkern: Mit Nein-sagen, wie zum Stück Kuchen. Bewundernd sieht dich deine Kollegin an. Du fühlst dich noch mehr bestärkt. Du hast das Gefühl, dass sich jeder Verzicht, jeder Bissen weniger auszahlt. Du siehst es, du siehst den Effekt. Auch andere sehen, wie diszipliniert du bist, dass du dich verändert hast, abnimmst und innerlich immer stärker wirst.

Du kommst nachhause —bist ziemlich k.o. —es war anstrengend und du bist sehr hungrig. Du atmest tief durch. Ein und aus. Ein und aus. Was brauchst du jetzt? Was würde dir gut tun?

Du denkst an ein entspannendes Bad, einen Spaziergang, ein Telefongespräch mit einem Freund/in, ein gutes Buch, ein Spiel eine Serie. So viele Sachen, die dir Freude bereiten. Die dich genauso erfüllen und befriedigen, wie Essen. Man muss es nur mal durchstehen. Sehen, dass es auch mit weniger gut geht. Dass Glück und Freude nichts mit Essen zu tun hat, sondern mit der eigenen Lebenseinstellung.

Menschen können 3 Wochen ohne Essen überleben. Du könntest das auch. Stell dir mal vor, wie es einem afrikanischen Straßenkind geht — welches sich über jeden Brotkrümel freut, über einen Schluck Wasser. Wie gut es dir geht, so viel Essen in Überfluss. Jederzeit verfügbar, leistbar und immer da.

Aber du bist stark. Du hast gelernt Nein-zu-sagen, gelernt, dass du Willensstärke, Ausdauer und Kraft hast. Dass du stark genug bist, um abzunehmen. Ja, du siehst es jeden Tag und du machst weiter!

Nun meldet sich wirklich dein Magen —Zeit zum Essen. Ganz behutsam, langsam und achtsam begutachtest du deinen Kühlschrank, bereitest dein Essen zu, genießt es, die Lebensmittel zu verarbeiten oder auch deinen Shake zuzubereiten. Eine Belohnung für den harten Tag, für deine Ausdauer und Geduld. Du setzt dich hin, atmest nochmal tief ein und aus.

Wie hungrig bist du? Eine 8 denkst du dir. Du nimmst wie vor jeder Mahlzeit dein Glas Wasser zur Hand. Einen halben Liter gibt es vor jeder Mahlzeit. Es ist ruhig, du sitzt am Tisch. In der Hand dein Glas Wasser und trinkst Schluck für Schluck dein Lebenselixier. Der Hunger wird weniger — eine 6-7?

Nun richtest du deine Mahlzeit fertig an — jetzt steht vor dir die Mahlzeit. Du sagst dir, dass du jeden Bissen genießen wirst, dass du dankbar bist, für das Essen, das dir Kraft gibt, dass du dich liebst und dir gerne die Energie zur Verfügung stellst. Du schätzt das Essen viel mehr als früher. Betrachte die Mahlzeit, die Farben, rieche!

Nimm den ersten Bissen. Lasse ihn auf der Zunge zergehen, versuche die Konsistenz zu beschreiben, den Geschmack. Du kaust ganz langsam, kaust, kaust, genießt und schluckst. Du atmest wieder tief ein und aus. Noch ein Schluck Wasser. Der nächste Bissen, ganz langsam — genießen, fühlen, riechen, schmecken. Du kaust wieder ganz, ganz langsam.

Als das Essen ein Brei geworden ist, schluckst du die Nahrung hinunter. Du nimmst noch ein paar Bissen, ganz langsam zu dir. Atme tief ein und aus.

Trinke einen Schluck Wasser. Sei achtsam. Nach der Hälfte fühlst du, wie dein Magen schon relativ voll ist. Du machst eine kleine Pause und legst das Besteck beiseite. Hast du noch Hunger? Du gehst in dich. 4, so stark ist der Hunger. Du nimmst wieder einen Schluck Wasser. Brauche ich noch mehr Nahrung? Warte kurz ab.

Du kannst gedanklich schon an eine schöne Abendbeschäftigung denken. Was tust du dir nachher Gutes? Gedanklich bist du schon bei deinem entspannten, wunderschönen Abend. Dir geht es gut, du lächelst. Nach ein paar Minuten bist du wieder im Hier und Jetzt, vor dir das Essen. Möchtest du noch etwas?

Du nimmst noch 1-2 Bissen, danach stellst du den Teller in den Kühlschrank. Das reicht, sagst du. Stolz räumst du den Tisch ab. Du fühlst dich stark, schlank und unbesiegbar. Du kannst es, du wusstest es. Und nun werden es auch alle anderen sehen.

Du atmest tief aus und tief ein. Tief aus und tief ein. Dein langsames, bewusstes Atmen entspannt dich noch mehr. Langsam kommst du zurück, an diesen Ort, an dem die Reise begann. Fühle die Unterlage unter dir – spüre deine Füße, deine Beine – dein Gesäß – deinen Bauch, Brust – deine Arme, Hände – alles erwacht zum Leben – dein Rücken, Nacken, deine Schultern, dein Kopf – alles ist wach – entspannt, erfrischt und munter. Öffne nun die Augen und nimm die Umgebung um dich war.

Selbstvertrauen gewinnen - Selbstzweifel besiegen

Wir alle haben unsere ganz persönlichen Lebensprüfungen, die es zu meistern gilt. Wir müssen lernen, uns zu lieben. Wir müssen uns kennen und verstehen lernen. Wir müssen einiges akzeptieren, was wir nicht verändern können. Wir alle haben eine Vergangenheit – Erfahrungen, die uns geprägt haben und uns immer wieder einmal die Hoffnung genommen haben. Wir haben zahlreiche Fehler gemacht, oftmals verloren und sind gescheitert. Wir vergleichen uns mit anderen Menschen und fühlen uns klein und minderwertig.

Das ist schade, weil du großartig bist. Du bist einzigartig, grandios, stark und liebenswert. Du solltest dir vertrauen, stolz auf dich sein und mit erhobenen Kopf durch die Welt gehen.

Leben bedeutet Wachstum. Leben bedeutet Lernen. Leben bedeutet aufstehen, wenn wir hinfallen.

Auch wenn wir nicht perfekt sind, ein paar Kilo zu viel haben, uns nicht für schön genug halten, sind wir doch Menschen, die alle nur ein schönes Leben führen, gemocht und akzeptiert werden wollen.

Nicht die große Nase macht dich „hässlich", auch nicht dein Hüftspeck – es sind deine Gedanken, die das passende Verhalten zu deinen Gefühlen auslösen. Selbstbewusste Menschen glauben an sich, fühlen sich gut, denken positiv, strahlen das aus und zeigen dies in hilfsbereitem, großzügigem und liebevollem Verhalten.

Die „hässlichen" Menschen sind diejenigen, die sich ausgeschlossen, wertlos oder kritisiert fühlen. Diese haben eine „Lass mich in Ruhe"-Ausstrahlung - entweder mit Blick zu Boden oder mit einem aggressiven Gang und heruntergezogenen Mundwinkeln.

Die Personen, die andere oft kritisieren und wenig Wertschätzung zeigen können, sind die traurigsten. Denn so, wie sie mit dir sprechen, sprechen sie mit sich selbst, abschätzig, lieblos und unbarmherzig. Es sind diejenigen, die selbst keine Liebe für sich haben und deshalb auch keine für andere Menschen übrig haben. Sie machen dich klein, weil sie selbst so klein sind – zumindest auf Augenhöhe wollen sie sich mit dir unterhalten.

Mit welchen Menschen umgibst du dich gerne? Klar, mit lebensfrohen, positiven Menschen. Das macht schön, attraktiv und erstrebenswert. Selbstbewusstsein macht schön – viel anziehender als die perfekte Figur.

Was ist Selbstvertrauen?

Selbstvertrauen ist das Vertrauen in die eigene Stärke und in die eigenen Fähigkeiten. Vertrauen in sich selbst zu haben (Selbstvertrauen), herausfordernde Situationen bewältigen zu können und zu glauben, die nötigen Fähigkeiten und Kenntnisse zur Bewältigung zu haben, das ist Selbstvertrauen. Selbstvertrauen ist das Vertrauen in dich selbst.

Selbstvertrauen ist das Vertrauen in einen selbst.

Was ist Selbstbewusstsein?

Wie es das Wort schon sagt, bedeutet selbstbewusst sein, sich seiner selbst bewusst zu sein. Wir kennen unsere Schwächen und Stärken – wenn uns jemand darauf anspricht, überrascht es nicht, da wir diese kennen.

Aber nicht nur, dass wir uns gut kennen, sondern auch stolz darauf sind, hinter den eigenen Fehlern und Schwächen stehen, stets mit erhobenen Kopf, das bedeutet Selbstbewusstsein.

Selbstbewusst zu sein heißt, dass unser Glauben nicht erschüttert werden kann, dass keine Aussage, kein Hindernis dich aufhalten oder von deinem Weg abbringen kann. Selbstbewusstsein bedeutet, dass dein Wert, deine Liebe zu dir selbst, sich nicht verändert, auch, wenn etwas schiefläuft, jemand dich kritisiert oder du etwas nicht kannst.

Selbstbewusstsein beschreibt die Überzeugung der eigenen Fähigkeiten und den eigenen Wert.

Sind Selbstvertrauen und Selbstbewusstsein das gleiche?

Die Begriffe „Selbstvertrauen“ und „Selbstbewusstsein“ werden zwar als Synonyme gebraucht und sind auch stark verwandt, jedoch gibt es Unterschiede.

Selbstbewusstsein

Selbstbewusstsein blickt auf die Gegenwart und kennt die eigenen Stärken, Schwächen und Grenzen – selbstbewusste Menschen sind sich deren „bewusst“.

Selbstbewusstsein: „Ich kann gut Klavier spielen“

Selbstvertrauen

Selbstvertrauen richtet den Blick nach vorne in die Zukunft und versetzt uns in die Lage, diese Grenzen zu überwinden. Durch Zuversicht und den Glauben an uns selbst, zeigt sich das Selbstvertrauen.

Selbstvertrauen: „Ich werde gut Klavier spielen“

Wie entstehen Selbstzweifel?

Der Grund für Selbstzweifel und den innerlichen Kritiker ist in jungen Jahren zu finden – in der Kindheit. Wenn uns Erwachsene ständig auf unsere Fehler hinweisen, diese immer wieder in den Fokus rücken, uns gar dafür bestrafen, sinkt das Selbstvertrauen und das Selbstbewusstsein.

Im Gegensatz dazu wurden die Dinge, die gut gemacht wurden, wenig beachtet. Wir haben nicht gelernt, gelobt zu werden, wenn etwas gut läuft. Wie sollen wir auch stolz auf uns sein, wenn wir nicht gelernt haben, dass andere es sind. Die Selbstzweifel steigen, das Selbstbewusstsein sinkt. Natürlich werden auch wir immer die möglichen Fehler sehen, das Versagen, die möglichen, schrecklichen Konsequenzen – das haben wir gelernt.

Selbstzweifel entstehen in der Kindheit.

Durch das Modell-lernen (lernen durch Beobachtung) haben wir dann gelernt, wie wir mit uns sprechen. Aussagen wie: „Das schaffst du eh nicht", „Du taugst zu nichts", „Von dir habe ich nichts anderes erwartet", „Du hast 2 linke Hände", „Du bist stinkfaul", „Für dich gibt es niemals einen Deckel", „Mit dir kann man sich nur ärgern" fressen sich tief hinein und werden in den eigenen Gedanken und Verhalten immer wieder zu Tage gebracht. Natürlich sinkt dadurch das Selbstvertrauen, das Selbstbewusstsein ist am Tiefpunkt.

Übung:

- Welche Aussagen haben meine Eltern oft getätigt?
- Wo finden sich diese jetzt in meinem Leben?
- Haben diese nach wie vor Gültigkeit?

Setze & erreiche Ziele

Setze dir Ziele und erreiche sie!

Um zu sehen und zu spüren, dass du stärker wirst und dir selbst vertrauen kannst (Selbstvertrauen bekommst), musst du dir Ziele setzen und diese erreichen. Wer sich Ziele setzt, kann diese erreichen und daran wachsen.

Ziele geben den Weg vor, geben dir Motivation und nach Erreichung Selbstbewusstsein. Wenn du dir keine Ziele setzt, kannst du auch nichts erreichen und lässt das wunderbare Gefühl des Erfolgs aus. Stelle dich dem Risiko zu scheitern, lerne den Umgang damit und fühle den Stolz, wenn du Herausforderungen erfolgreich meisterst. Gib dir zumindest die Chance, Ziele zu erreichen, denn wenn du dich aus Angst zu versagen, nicht traust, dann kannst du nicht anders, als diese zu verfehlen und dich als nicht „stark“ und „wissend“ genug zu fühlen. Wenn du Ziele nicht setzt, weil du Angst hast, beweist du dir vorab, dass du es nicht schaffen wirst.

Wenn du siehst, dass du das, was du dir vornimmst, erreichst, fängst du an dich zu glauben.

Übung:

Setze dir jeden Tag ein Ziel und erreiche es. Sei stolz auf dich!

- Was möchtest du heute erreichen?
- Was sind deine Ziele für diese Woche/Monat?
- Welche großen Lebensziele hast du?
- Wie fühlst du dich, wenn du diese erreichst? Stell es dir vor!

Starte mit Zielen, die du „leichter“ erreichen kannst, um dir den Mut zusprechen zu können und dein Selbstvertrauen zu stärken. Mit der Zeit wirst du immer stärker an dich glauben und du wirst immer größere Ziel erreichen.

Wenn du siehst, dass du das, was du dir vornimmst, auch erreichen kannst, fängst du an, an dich zu glauben. Du wirst nicht nur die Ergebnisse sehen und fühlen, du wirst auch innerlich wachsen, selbstbewusster werden und Selbstvertrauen in deinem Glauben an dich selbst finden.

Ohne Aktion, keine Resultate. Ohne Einsatz, kein Gewinn.

Mache Erfolge sichtbar

Da evolutionär bedingt das Schlechte eher in Erinnerung bleibt, damit wir dieselben Fehler nicht 2-mal machen, müssen wir unsere Aufmerksamkeit bewusst auf das Gute lenken.

Sehr oft vergessen wir, was uns alles Gutes an einem Tag passiert ist, was wir geschafft haben, welche Erfolge wir erzielen konnten, was wir gelernt haben und wo wir Glück hatten. Denn das sind die Ereignisse, die uns Selbstvertrauen in uns selbst und unser Leben geben.

Übung:

- Was habe ich heute gut gemacht?
- Was habe ich gelernt?
- Welche 3 guten Dinge sind mir heute passiert?

Versuche eine Zeit lang, täglich abends vor dem Schlafengehen den Tag revuepassieren zu lassen und das Positive herauszusuchen. Dies kann nur ein leckeres Essen gewesen sein, dass du einer Dame über die Straße geholfen hast, ein lustiger Witz, ein nettes Wort eines Kollegen, eine erledigte Aufgabe, eine neue Erkenntnis oder ein schönes Gespräch. Tagtäglich passieren gute Dinge, tagtäglich lernst du Neues, tagtäglich wächst du, erledigst Aufgaben, kommst voran und wirst stärker.

Jeder Tag auf dieser Erde lässt dich mehr über dich und das Leben erfahren, somit wirst du dir selbst bewusster (Selbstbewusstsein) und manifestierst deine Zukunft immer genauer (Selbstvertrauen).

Sicherlich hast du bemerkt, dass Menschen im hohen Alter kaum Selbstzweifel zeigen. Die Lebenserfahrung machte sie stark. Dein Leben, jeder Tag, macht auch dich stärker, selbstbewusster und gelassener.

Übung:

Gestalte dir eine Box, Dose oder Schachtel. Immer, wenn dir etwas Gutes passiert, du etwas gut kannst, dir Freude bereitest, du stark oder mutig warst, du eine schöne Erinnerung nicht vergessen willst – schreibe es auf einen Zettel und wirf diesen in die Box. Am Jahresende – oder wenn du starke Selbstzweifel hast oder unzufrieden bist – öffne sie.

Du wirst sehen, was dir in so kurzer Zeit (nicht mal 1 Jahr) alles Gute widerfahren ist. Nun hast du es aber schriftlich, kannst dich daran festhalten und Selbstbewusstsein gewinnen. Mache deinen Fortschritt sichtbar und jederzeit greifbar, somit wird dein Selbstvertrauen einen gewaltigen Schub bekommen, und zwar dann, wann du ihn benötigst – du musst nur deine Box öffnen.

Finde das Positive an deinen Schwächen

Wir brauchen Menschen, die sozial sind, empathisch, gute Zuhörer sind und auf das Wohlbefinden achten – auch wenn eine mögliche Schwäche das „Nein-sagen" ist, was diese plagt. Wir brauchen genauso Menschen, die extrovertiert, offen, begeisterungsfähig und redegewandt sind, auch wenn diese vielleicht chaotisch sind und zu schnell übers Ziel hinausschießen. Wir brauchen Menschen, die Struktur und Ordnung lieben, zahlenaffin sind, auch wenn diesen Menschen Veränderung schwerfällt und Gewohnheitstiere mit Ängsten sein können. Jeder findet seinen Platz im Leben, mit den richtigen Menschen, die einen schätzen, im richtigen Job, bei dem die Stärken ausgelebt werden können.

Du bist einzigartig – mit all deinen Stärken und Schwächen!

Jede gute Eigenschaft hat eine Schattenseite. Jede Schattenseite hat auch eine Sonnenseite. Das *Eine* kann ohne dem *Anderen* nicht existieren. Welche davon du siehst, oder auch sehen möchtest, kannst nur du alleine steuern. Auch wenn die positiven Seiten nicht offensichtlich sind, sind sie dennoch zu finden. Konzentriere dich darauf und dein Selbstvertrauen wird deutlich steigen.

Faulheit: Die Fähigkeit, sich dem Leistungsstreben zu entziehen.

Egoismus: Die Fähigkeit, auf sich und seine Bedürfnisse zu achten.

Naivität: Die vorbildliche Fähigkeit, immer an das Gute im Menschen zu suchen und zu glauben.

Unpünktlichkeit: Die Fähigkeit, das Leben zu leben und sich nicht an einer Uhr zu richten.

Ärger: Die Möglichkeit, Disziplin, Nächstenliebe und Eigenliebe zu üben.

Autopanne: Die Chance, einmal durchzuatmen, nachzudenken und für Dinge dankbar zu sein, die man als selbstverständlich wahrgenommen hat.

Eifersucht: Der Beweis, wie stark die Zuneigung zu einer Person ist und wie wertvoll diese dein Leben macht.

Fehler: Eine großartige Übung, um besser zu werden und Neues zu lernen.

Zurückweisung: Ein möglicher Problemfaktor weniger.

Wer sucht, der findet. Wer das Positive sucht, der findet es auch. Dies ist keine gottgegebene Gabe, es ist eine erlernbare Fähigkeit, welche du trainieren kannst und schon im Vorhinein, wenn dein innerer Kritiker sich zu Wort melden möchte, anwesen kannst.

Übung:

- Wie kann ich Charaktereigenschaften positiv umformulieren?
- Was ist das Positive an meinen Schwächen?

Putze dich heraus

Sicherlich kennst du das Gefühl – du kaufst dir neue Kleidungsstücke und fühlst dich wie neugeboren, schön, stark und selbstbewusst. Nicht die neue Kleidung ist dafür verantwortlich, sondern wie du dich siehst. Es gibt Tage, da sehen wir in den Spiegel und mögen nicht, was wir sehen. An anderen Tagen finden wir uns schön und begehrenswert. Und das, obwohl immer dieselbe Person vor uns steht.

Wenn wir einen Freund vor uns haben, sehen wir immer dieselbe wunderschöne Person. Die störenden Kleinigkeiten, die der Person selbst auffallen, sehen wir nicht. Denn sie sind auch nur Kleinigkeiten, die niemand anderem außer der Person selbst auffallen. Nur wenn wir wieder den Fokus darauf legen, was uns stört und nicht gefällt, werden wir das zuerst sehen, wahrnehmen und fühlen.

Sich gut und selbstbewusst zu fühlen, schaffen wir mit der richtigen Kleidung. Wenn wir Kleidungsstücke tragen, die uns schmeicheln, in denen wir uns hübsch fühlen, dann strahlen wir das auch aus.

Vor allem bei Frauen hat das eine gewaltige Wirkung – mit hohen Schuhen ist man einen Kopf größer, hat eine weiblichere Figur, einen selbstbewussten Gang und fühlt sich zugleich auch innerlich stärker und schöner. Auch bei einem Mann kann ein schickes Hemd, ein Anzug oder neue Schuhe das Auftreten und die Ausstrahlung schlagartig ändern.

Übung:

Trage Kleidung, in der du dich wohlfühlst. Auch eine Shoppingtour kann helfen, um zu neuem Selbstbewusstsein zu gelangen und deinen gefühlten Selbstwert zu steigern.

- Wie selbstbewusst fühlst du dich gerade (Skala 1-10)?
- In welcher Kleidung fühlst du dich wohl?

Ziehe diese Kleidung an. Schau dich in den Spiegel.

- Wie selbstbewusst fühlst du dich jetzt (Skala 1-10)?

Gewinne gedanklich

Wenn du weißt, dass eine herausfordernde Situation auf dich zukommt, bei der du eine extra Portion Selbstvertrauen benötigst, kannst du diese vorab gedanklich durchspielen, bewältigen und somit Selbstvertrauen gewinnen.

Übung:

Beschreibe die Situation. Was könnte passieren?

- Wie möchtest du dich verhalten?
- Was könntest du sagen?
- Wie wirst du dastehen?

Beobachte dich genau von außen. Spiele diese Szenarien immer wieder durch. Besiege die Herausforderung gedanklich.

Je öfter du im Trockentraining Herausforderungen bewältigst, umso weniger bedrohlich scheint diese zu werden. Denn wenn wir wissen, was auf uns zukommt, wir das immer wieder durchspielen und einen positiven Ausgang heraufbeschwören, glauben wir nicht nur diesen positiven Ausgang und erwarten diesen in der realen Welt, sondern wir erfahren durch eine bereits bekannte Situation (alles Neue macht Angst) mehr Selbstvertrauen.

Dieses Trockentraining kann zum Beispiel bei Prüfungsangst, Angst eine Präsentation zu halten, die Unsicherheit beim Kennenlernen neuer Menschen, beim Ausprobieren neuer Aktivitäten eingesetzt werden. Aber du kannst im Trockentraining auch „Nein" zu schlechten Gewohnheiten oder übermäßigem Essen sagen. Du kannst auch trainieren, „Ja" zum Sport zu sagen, obwohl du dich gedanklich in deinen unmotiviertesten und müdesten Zustand versetzt.

Übung macht den Meister. Schaffe es, die Situation gedanklich zu ändern, bevor du dich in der realen Welt an die Umsetzung machst.

Glaubenssätze etablieren

Glaubenssätze sind eine der effektivsten Methoden, um Verhalten zu ändern. Gedanken lösen Gefühle aus, Gefühle lösen ein Verhalten aus. Wenn du denkst „Ich kann das nicht" wirst du dich schlecht, hilflos und nicht selbstbewusst fühlen. Du wirst dich auch so Verhalten, deine Körpersprache und Mimik wird dies allen anderen zeigen.

Wenn du auf positive Gedanken achtest, wirst du dich gut fühlen und dementsprechend verhalten. Nutze Glaubenssätze für jegliche Herausforderungen, sage sie dir täglich vor, schreibe sie jeden Abend auf. Du kannst sie dir auch aufsprechen und anhören. Innerhalb weniger Minuten wird sich deine Gefühlslage positiv verändern.

Nach 1-2 Wochen wirst du sichtlich entspannter, selbstbewusster und mutiger sein.

Hier findest du Beispiele für Glaubenssätze für mehr Selbstvertrauen.

Affirmationen für mehr Selbstvertrauen:

Ich bin stark. Nichts kann mich aufhalten.

Ich liebe mein Leben.

Meine Meinung ist wichtig.

Ich erlaube mir loszulassen.

Ich bin dankbar, auf dieser Welt zu sein.

Jeder neue Tag ist eine neue Chance.

Das Leben hat noch so viel Gutes mit mir vor.

Ich werde jeden Tag stärker, besser und mutiger.

Ich akzeptiere mich mit all meinen Fehlern.

Jeder Fehler ist eine Lernchance und bringt mich voran.

Ich vergebe mir selbst und allen anderen.

Alles Negative prallt an mir ab.

Ich vertraue dem Universum.

Ich werde meinen Weg finden.

Ich gehe auf Menschen selbstbewusst zu.

Menschen mögen mich und schätzen meine Anwesenheit.

Es gelingt mir jeden Tag besser, die positiven Dinge zu sehen.

Ich kann alles schaffen, was ich will. Ich glaube an mich.

Setze ein Gewinner-Lächeln auf

Jeder wird gerne angelächelt. Wenn jemand lacht, wissen wir, dass alles gut ist, keine Gefahr droht. Wir sehen selbst gerne in lächelnde Gesichter, denn das beruhigt uns und bringt auch uns zum Lachen. Versuche doch mal, in ein lachendes Gesicht zu sehen und dabei selbst nicht zu grinsen – ganz schön schwer.

Lächeln macht glücklich.

Wenn du selbst lachst, sogar, wenn du dich dazu zwingst, werden Glückshormone ausgeschüttet, die nicht nur beruhigend wirken, sondern auch aktivieren und dein Selbstvertrauen beeinflussen. Du fühlst dich schlagartig ruhiger, bist munterer und fühlst eine angenehme Wärme in dir.

Plötzlich sieht die Welt auch ganz anders aus, einfach nur, weil du lachst, weil dein Körper Glückshormone produziert. Also, lächle dich an. Lache so oft es geht am Tag! Finde überall, in jeder Tätigkeit, die Freude und nimm jede Herausforderung mit einem Gewinnerlächeln an. Tritt anderen – sowie dir selbst – immer mit einem selbstbewussten, strahlenden Lächeln entgegen.

Übung:

- Wie fühlst du dich (Skala 1-10)?
- Schau dich in den Spiegel und lächle dich 1 Minute lang an.
- Wie fühlst du dich nun (Skala 1-10)?

Versetze dich in eine andere Person

Manchmal fällt es uns schwer, uns selbst als starke, selbstbewusste Person zu sehen. Wenn wir zu weit von dieser Vorstellung weg sind, nicht mal gedanklich uns voller Selbstvertrauen vorstellen können, wird es auch in der realen Welt schwer möglich sein. Hier hilft eine Vorstellungsübung, Selbstvertrauen zu gewinnen und Selbstbewusstsein auszustrahlen.

Übung:

Denke an eine Person, die du als besonders selbstbewusst empfindest, die nichts aus der Fassung bringt, stets überzeugt von sich selbst und dem eigenen Sieg ist. Es kann auch eine fiktive Person aus einer Serie, einem Film oder einem Buch sein. Beobachte diese Person genau:

- Wie ist der Blick?
- Die Körperhaltung?
- Was könnte diese Person sagen?
- Wie sagt sie es?

Versuche dich nun in diese Person hineinzuversetzen und diese zu imitieren. Spiele diese Person, sei diese Person, werde diese Person. Wenn wir eine andere Person spielen, diese nachmachen, fällt es uns oft viel leichter, ein Verhalten zu ändern. Diesen Effekt können wir nutzen, um in herausfordernden Situationen Selbstbewusstsein und Selbstvertrauen zu bekommen.

Nimm Versagen die Bedeutung

Fehler, Versagen, Ablehnung – all das ist nicht schlimm. Es ist normal, menschlich und wird immer wieder vorkommen. Aber wie wichtig ist das wirklich? Wie bedeutsam ist dieser Fehler in 5 Jahren? Wie wichtig ist eine Note in 10 Jahren? Erinnerst du dich noch an deine Zeugnisnoten? Hat dies dein Leben beeinflusst? Wenn du einen Korb von jemandem bekommst oder auch Kritik – ist das wirklich wichtig für dein weiteres Leben? Verändert es dein Leben in den nächsten 5 Jahren?

Worum geht es wirklich im Leben?

Die Antwortet lautet meist: Nein, es ist unbedeutsam, unwichtig und hat keinerlei Einfluss auf deine Zukunft. Und genauso solltest du es sehen und auch fühlen. Es sollte dir egal sein, gleichgültig und dich nicht weiter aufhalten. Und schon gar nicht sollte es dein Selbstvertrauen und Selbstbewusstsein beeinflussen.

Übung:

- Wie wichtig ist es in 5 Jahren?
- Wie wichtig ist es in 10 Jahren?
- Hat/Wird es dein Leben verändern?
- Wie hätte es noch schlimmer ausgehen können?
- Worum geht es im Leben wirklich?
- Was möchtest du am Lebensende zu dir sagen?

Übe dich im Fehlermachen

Fehler sind nicht schlimm, sie zeigen uns nur einen Weg auf, der nicht funktioniert und lassen uns lernen. Du brauchtest hunderte Versuche, bis du im zarten Kindesalter endlich gehen konntest. Du hast es immer wieder versucht, bist hingefallen und wieder aufgestanden. Stell dir vor, du hättest aufgegeben, weil es nicht gleich geklappt hat. Du hättest niemals laufen gelernt. So war es auch beim Sprechen. Die ersten Worte waren unverständlich. Kinder lassen sich aber nicht von Fehlern aufhalten. Sie haben nämlich nicht gelernt, dass Fehler schlecht sind und gesellschaftlich nicht akzeptiert sind. Sie sind neugierig, offen und Entdecker. Sie entdecken die Sprache, das Turmbauen, Purzelbäume und vieles mehr. Angst vor Fehlern ist nicht vorhanden. Sie wollen die Welt entdecken und verstehen. Wenn sie einen Turm bauen und dieser umfällt, konzentrieren sie sich nicht auf den Fehler, sie wollen herausfinden, warum das passiert ist und bauen den Turm noch einmal, und noch einmal – bis sich der Ärmel als Übeltäter herausstellt.

Wir alle sollten uns, wenn es um das Fehlermachen geht, an Kindern ein Beispiel nehmen. Einfach machen, daraus lernen, entdecken und neugierig sein.

Fehlermachen kann man auch üben. Man kann üben, Fehler als etwas Gutes und Hilfreiches zu sehen. Dies funktioniert einerseits mit Glaubenssätzen („Fehler sind eine Lernchance“, „Jeder Fehler führt mich näher an mein Ziel“), andererseits auch mit gezieltem Fehler-mach-training.

Denn Fehler sind nur schlimm, wenn wir diese nicht erwarten, als schlecht ansehen und unserem Versagen zuschreiben. Der innere Kritiker möchte keine Fehler. Er möchte keine Angriffsfläche für andere Menschen bieten. Wenn wir Fehler aber bewusst machen, dann sind diese nicht schlimm. Dann sehen wir, das kein Fehler an sich schlimm ist oder wichtig genug, um sich selbst klein zu machen und das Selbstvertrauen zu rauben, sondern unsere Bewertung, unsere Einstellung, zu Fehlern.

Übung:

Male einen Strich, ohne Hilfsmittel, nur mit deiner Hand. Der Strich soll so gerade wie möglich sein. Du hast 3 Versuche, um einen perfekten, ebenmäßigen, geraden Strich zu zeichnen. Bemühe dich und stell dir vor, dass dieser von anderen Menschen benotet wird.

- Wie viel Spaß hat mir diese Übung gemacht? (Skala 1- 5)
- Wie sehr haben mich meine Fehler gestört? (Skala 1- 5)
- Wie habe ich mich bei diesen Aufgaben gefühlt?
- Welche Gedanken gingen mir durch den Kopf?

Nun zeichne einen nicht perfekten Strich. Er soll nicht gerade sein und nicht perfekt. Mache absichtlich so viele Fehler wie möglich.

Mut & Ängste besiegen

Weil wir eben genau dann wachsen, wenn es schwer ist, wir Druck empfinden, Angst haben, wir nervös sind oder traurig, müssen wir uns in Situationen begeben, die uns nicht leichtfallen. Denn so können wir die Angst ablegen, lernen, dass der Großteil der Ängste und Sorgen niemals eintreten wird. Lernen, dass alles halb so schlimm ist. Lernen, eine Angst zu besiegen, um größer und stärker daraus hervorzugehen.

Menschen mögen mich nicht? Ich werde ausgelacht. Ich kann keine Präsentationen halten! Warum – stimmt das überhaupt?

Übung:

- Wovor habe ich Angst? Was fällt mir schwer?
- In welche Situationen kann mich begeben, um dies zu lernen/zu überwinden?
- Was ist das Schlimmste, was passieren könnte?
- Wie wahrscheinlich ist das?
- Was könnte im besten Fall passieren?

Liebesbrief

Nachdem du nun zahlreiche Übungen gemacht hast, um dein Selbstbewusstsein zu stärken, deinen Selbstwert zu steigern und in Zukunft mehr Selbstvertrauen zu haben, folgt nun die letzte Übung. Schreibe dir einen Brief. Schreibe dir einen Liebesbrief. Schreibe auf, worauf du stolz bist, was du bereits gut gemacht hast, wofür du dich liebst. Notiere wofür du dankbar bist. Schreibe auf, was du noch alles erreichen möchtest, ausprobieren und sehen möchtest. Das wird dir Antrieb geben, Motivation und Ausdauer. Diesen Brief kannst du hervorholen, wenn es dir schlecht geht, wenn du einen positiven Antrieb brauchst.

Alleine das Aufschreiben und Ausformulieren macht dir die Worte bewusster, lässt sie dich ein Stück mehr glauben und annehmen.

Du kannst dir auch jedes Jahr einen Brief schreiben und diesen am Jahresende feierlich öffnen und lesen. Ein Ritual nur für dich, weil du dich liebst, dich schätzt und dir etwas Gutes tun möchtest. Probiere es aus und staune, welch positiven Gefühle du in dir verspüren wirst.

Übung:

Schreibe dir einen Liebesbrief.

Ich wünsche dir viel Erfolg beim Umsetzen!

Schreibe mir deine Erfolgserlebnisse, Lieblingsstellen aus dem Buch sowie die für dich hilfreichsten Übungen und Fragestellungen.

Noch mehr interessante Inhalte zu den Themen sich selbst besser kennenlernen und verstehen, stressfrei leben, Ängste überwinden, Selbstvertrauen gewinnen, und glücklich leben findest du auf meiner Website www.sabrina-fleisch.at.

Alles Liebe, Sabrina

DANKESCHÖN!

Haftungsausschluss

"Die Verwendung der Information in diesem Buch und die Umsetzung derselben erfolgt ausdrücklich auf eigenes Risiko. Der Autor kann für etwaige Unfälle und Schäden jeder Art die sich bei den Beziehungen mit anderen Menschen ergeben, aus keinerlei Rechtsgrund die Haftung übernehmen. Haftungsansprüche gegen den Autor für Schäden jeglicher Art, die durch die Nutzung der Informationen in diesem Buch bzw. durch die Nutzung fehlerhafter und/oder unvollständiger Information verursacht wurden, sind ausgeschlossen. Folglich sind auch Rechts-und Schadenersatzansprüche ausgeschlossen. Der Inhalt dieses Werkes wurde mit größter Sorgfalt erstellt und überprüft. Der Autor übernimmt keine Gewähr und Haftung für die Aktualität, Korrektheit, Vollständigkeit und Qualität der bereitgestellten Informationen. Druckfehler können nicht vollständig ausgeschlossen werden. Weiterhin beruht der Inhalt dieses Werkes auf persönlichen Erfahrungen und Meinungen des Autors. Der Inhalt darf nicht mit medizinischer und psychologischer Hilfe verwechselt werden."

Impressum

1.Auflage

Kontakt: Sabrina Fleisch BA, Landstraße 79, 4020 Linz

Wie gut hat dir dieses Buch gefallen?

1 2 3 4 5 6 7 8 9 10

Wenn dir das Buch gefallen hat,

hinterlasse mir auf Amazon eine Bewertung.

Ich würde mich sehr freuen! ☺

Die Autorin

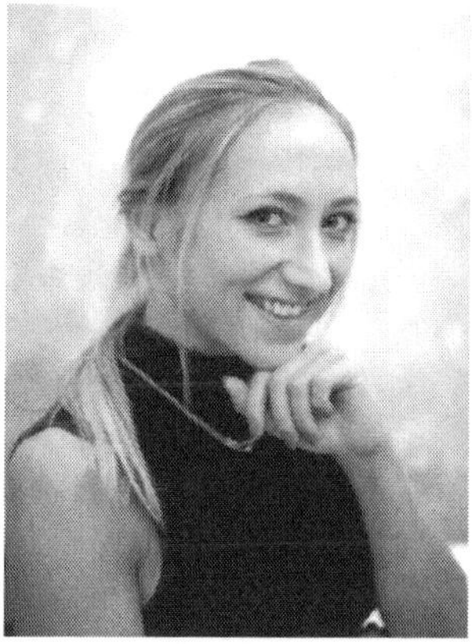

Sabrina Fleisch, BA

Angst- und Stressbewältigungstrainerin

Wissensvermittlung für Jugendliche & Erwachsene

Inhaberin der Lernwerkstatt Linz

www.lernwerkstatt.co.at

www.sabrina-fleisch.at

Weitere Bücher

„Meine Reise zu mir selbst“ (Arbeitsbuch)

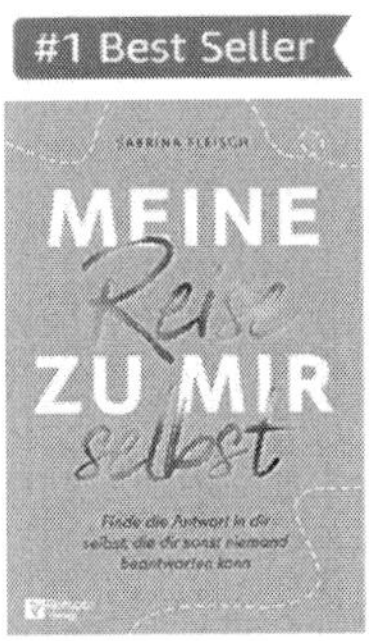

Selbsterkenntnis & Reflektion: Antworten nach denen du gesucht hast. Dieses Buch wird dir ein vertieftes Verständnis über dich selbst, deine Gedanken(programmierungen), Gefühle, Fähigkeiten, Erfahrungen, dein Verhalten und deine Vorstellung von einem erfüllten Leben geben. Schritt für Schritt wirst du lernen, wie du mit Stress umgehst, wie du deine Energie bündelst, wie du Gewohnheiten änderst, wie du deine Wahrnehmung verbesserst und mehr Vertrauen in dich selbst entwickelst. Bereite dich auf eine spannende Reise vor, auf ein intensives Gespräch mit dir selbst und zahlreiche Erkenntnisse.

„Prüfungsangst überwinden – die Prüfung meistern“

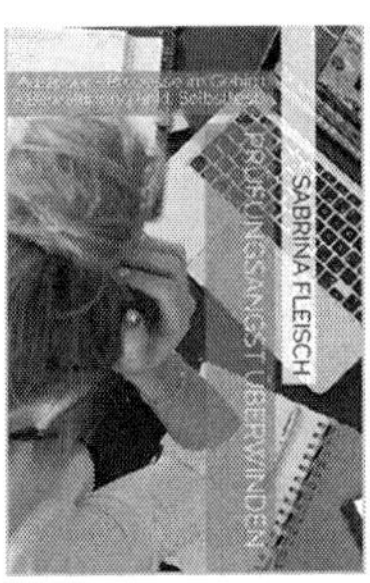

20 Tipps, mit denen du selbstsicher die Prüfung meisterst! Du lernst, die Entstehung von Prüfungsangst zu verstehen, Prüfungsangst und Selbstzweifel zu überwinden, Selbstvertrauen und Gelassenheit zu gewinnen, Gedanken & Körper bewusst zu steuern und positiven Einfluss auf Prüfungssituationen zu nehmen. Vor allem für Kinder & Jugendliche ist dieses Buch gut geeignet, um einen neuen Umgang mit Prüfungsangst zu lernen, sich der Herausforderung zu stellen und ein neues selbstbewusstes Verhalten an den Tag zu legen.

„Fantasiereisen – heilende Kurzgeschichten"

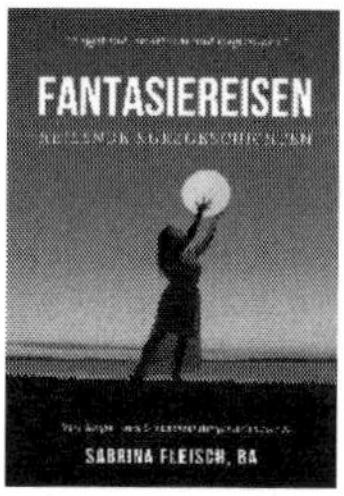

Fantasiereisen können dabei helfen, sich den eignen Ängsten zu stellen, endlich den „Stopp"-Knopf für schlechte Gewohnheiten oder übermäßigen Stress zu drücken, Zukunftsvisionen und Lösungen zu entwickeln, den Umgang mit Verletzungen, Sorgen und Zweifel zu üben und das Selbstvertrauen und den Selbstwert zu stärken – und das spielerisch, leicht ohne zu sprechen. Von Kindern bis hin zu Erwachsenen – Fantasiereisen sind für Groß und Klein einsetzbar, hilfreich und wirksam.

„Selbstvertrauen gewinnen – Selbstzweifel besiegen"

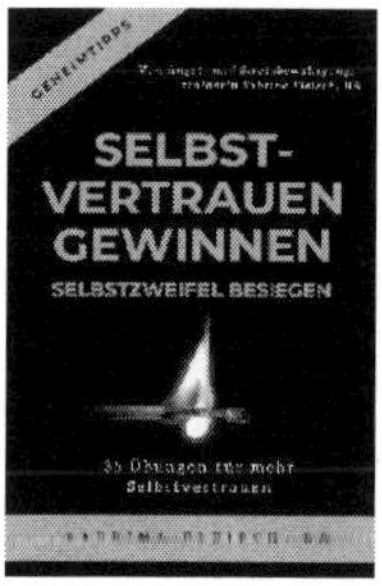

35 Übungen für mehr Selbstvertrauen. Du lernst, wie du von heute an stark durch die Welt gehst, Vertrauen in dich und deine Fähigkeiten zu haben, wie du mit Fehlern und Rückschlägen umgehst, wie du anfängst, dich selbst anzunehmen, zu lieben und zu akzeptieren, mit Selbstzweifel umzugehen, diese zu hinterfragen und endgültig abzulegen, wie du mutig wirst und Ängste besiegst, wie selbstbewusste Menschen Denken und Handeln und wie du selbstbewusst und voller Selbstvertrauen wahrgenommen wirst. Das Leben ist zu kurz, um es durch Selbstzweifel bestimmen zu lassen. Nimm dein Leben in die Hand, arbeite mit diesem Buch und du wirst merken, wie du von nun an voller Selbstvertrauen durch die Welt gehst.

Erhältlich unter www.sabrina-fleisch.at und Amazon.de.

Printed in Poland
by Amazon Fulfillment
Poland Sp. z o.o., Wrocław

90694120R00063